“疾病防治百问百答”
科普丛书

100%答问

国际癌症诊疗协会　组织编写

“疾病防治百问百答”科普丛书

100%答问

DISEASE

胃部疾病防治百问百答

丛书主编　张贤彬　巩　鹏
主　　编　胡宝光
副 主 编　申海艳　吴光磊　王秀珍
编　　者　（按姓氏笔画排序）
丁东兵　于兴泉　王　菲　王秀珍
邓艳楠　申海艳　朱健康　刘　流
刘秀静　刘金禄　李会芳　李晓玲
杨　娟　吴光磊　张　琼　陈红业
尚玉茹　胡宝光　卿利敏　鲁守堂
翟锁红

人民卫生出版社
·北　京·

图书在版编目（CIP）数据
胃部疾病防治百问百答 / 胡宝光主编 . -- 北京 ：
人民卫生出版社，2026. 1. -- ISBN 978-7-117-38573-2
Ⅰ. R573-44
中国国家版本馆 CIP 数据核字第 2025E0P682 号

人卫智网 www.ipmph.com 医学教育、学术、考试、健康，购书智慧智能综合服务平台
人卫官网 www.pmph.com 人卫官方资讯发布平台

胃部疾病防治百问百答
Weibu Jibing Fangzhi Baiwen Baida

主　　编：胡宝光
出版发行：人民卫生出版社（中继线 010-59780011）
地　　址：北京市朝阳区潘家园南里 19 号
邮　　编：100021
E - mail：pmph @ pmph.com
购书热线：010-59787592　010-59787584　010-65264830
印　　刷：廊坊一二〇六印刷厂
经　　销：新华书店
开　　本：889 × 1194　1/32　　印张：3.5
字　　数：75 千字
版　　次：2026 年 1 月第 1 版
印　　次：2026 年 2 月第 1 次印刷
标准书号：ISBN 978-7-117-38573-2
定　　价：29.00 元
打击盗版举报电话：010-59787491　E-mail：WQ @ pmph.com
质量问题联系电话：010-59787234　E-mail：zhiliang @ pmph.com
数字融合服务电话：4001118166　E-mail：zengzhi @ pmph.com

DISEASE

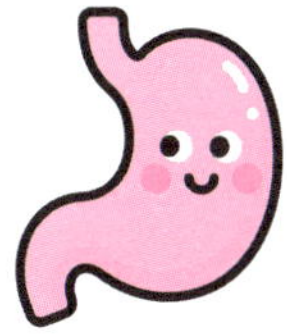

序言

人体，是宇宙间最精密的交响乐章。从脑海深处的神经网络到足底末梢的血管脉络，从每一次心跳的韵律到每一口呼吸的节奏，亿万细胞在无声中协奏着生命的宏大乐章。然而，当疾病的阴霾悄然降临，这部精密仪器的任何一处失衡，都可能让健康的天平倾斜，让生命的乐章走调。

健康中国的征程中，我们面对着前所未有的挑战：慢性病患者数以亿计，重大疾病发病率持续攀升，生活方式病成为新的时代隐患。更令人忧心的是，健康谣言与认知误区如雾霾般弥漫，使无数患者在求医路上迷失方向，于无知中错失良机，在犹豫中延误治疗。

《疾病防治百问百答》科普丛书的诞生，恰似一束医学之光穿透迷雾的温柔回应。这是一套立足全民健康、覆盖全身系统的健康科普巨著——从沉默的肝脏到隐秘的胰腺，从蜿蜒的消化道到精密的神经网络，从五官的感知门户到四肢百骸的协调运转。编写团队汇聚各领域专家，携手人民卫生出版社，以“破茧之智、践实之行、守正之诚”为笔，历时数载精心雕琢，终成这部横跨人体各大系统的健康图谱。此书不似传统医学典籍的艰深晦涩，而以“百问百答”的明灯之姿，为暗夜中的求医者照亮前路，为迷茫中的患者指引方向。其价值，在多重维度上熠熠生辉。

破茧之智，拨云见日

“癌症必然遗传”“指标正常即无恙”“偏方能治大病”——当这些似是而非的健康谣言仍在坊间流传，当“养生秘诀”与“神医妙方”仍蒙蔽着民众的双眼，本丛书以常见误区为靶心，用循证医学的智慧之剑破除谬误迷障。每一册书、每一问答，都是拨云见日的钥匙，将伪科学的面纱层层揭开，让“疾病可防、可控、可愈”的真理如晨曦普照，驱散笼罩在健康之路上的重重迷雾。

践实之行，织就防护之网

从肝脏的代谢密码到大脑的神经奥秘，从胰腺的内分泌平衡到耳鼻喉的感知通路，从胃肠的消化吸收到心血管的生命律动——本丛书如同一位经验丰富的向导，铺就一条贯穿“预防－诊断－治疗－康复”的全程健康通途。每一册都是一盏明灯，照亮某一系统的健康密码；所有分册汇聚一处，便织就成一张覆盖全身、贯穿全生命周期的健康防护大网。这不仅是临床智慧的结晶，更是“医者仁心”的深情表达。真正的医学，从不居于象牙塔中孤芳自赏，而是俯身大地播撒希望的种子，让健康的福祉惠及千家万户。

守正之诚，融古今长河

本丛书如同一座连接古今的医学桥梁——在传统医学的整体观中探寻现代医学的系统思维，从“治未病”的古老智慧里提炼预防医学的科学方案，将中华医道的人文关怀与现代医学的精准诊疗有机融合。这种穿越时空的医学对话，为患者开辟出融贯中西的康复坦途，恰是中华医学“守正创新、厚德济生”的生动写照。每一个答案，都植根于最新的医学进展；每一份关怀，都饱含着千年医道的温度。

以人为本，点燃希望之光

每一个问题，都源自真实临床场景中患者最关切的困惑；每一个答案，都饱含医者对生命最深沉的敬畏与关怀。本丛书不仅是知识的传递者，更是勇气的赋予者、希望的点燃者。它告诉患者：你并非孤身一人踏上抗病征途，现代医学已为你准备好御敌的铠甲；它提醒健康人：预防永远胜于治疗，健康生活方式便是最好的人生处方；它启迪每一位读者：了解自己的身体，就是对生命最好的尊重。

“在无声处听惊雷，于未病时筑长城。”本丛书的每一页都在诠释这个亘古不变的健康真理。从头顶到足底，从表及里，从局部到整体，这套丛书构建起一座守护全民健康的知识殿堂。愿每位读者都能从这些文字中汲取与身体对话的智慧，让生命在科学认知的守护下绽放应有的光彩。

因为守护健康的战役，从来不是一个人的孤军奋战，而是科学认知、医学精进与生命觉醒共同谱写的和谐乐章。当知识的光芒照进千家万户，当医学的温度融化疾病的坚冰，当每一个生命都能在正确认知中获得尊严与希望——这，便是这套丛书最深沉的使命，也是最美好的愿景。

健康是生命最宝贵的财富，认知是守护健康最有力的武器。愿这套丛书成为您与家人健康路上的良师益友，在岁月长河中守护生命之树常青，让健康中国的梦想在每一个家庭中生根开花。

中国科学院院士

中国医学科学院学部委员

2025 年 11 月

DISEASE

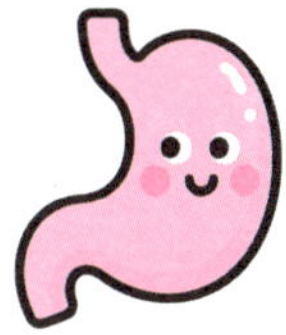

前言

胃是人体重要的消化器官，承担着食物储存、初步消化和营养吸收的功能。不良饮食习惯（如高盐饮食、暴饮暴食等）、幽门螺杆菌感染、长期精神压力大、吸烟及饮酒等因素，均会增加胃部疾病的发生风险。随着生活节奏加快和饮食结构改变，我国胃食管反流病、功能性消化不良等疾病的发病率呈逐年上升趋势，严重影响患者的生活质量。

本书聚焦人们普遍关心的胃部疾病防治核心问题，内容涵盖疾病认知、诊断方法、治疗手段、饮食调理和日常保健等方面。以问答形式，系统解答胃部疾病防治的核心问题，详细解析胃炎、胃溃疡、胃间质瘤、幽门螺杆菌感染及胃癌等常见疾病的病因、症状、病理机制，特别强调幽门螺杆菌感染作为一级致癌物的危害性；同时，还介绍了胃镜、胃电图、胃酸分泌检测等检查方法的适用场景，帮助读者理解“为什么查”“何时查”“怎么查”；并针对不同疾病阶段，提供药物治疗、内镜手术、靶向治疗等个性化方案，例如胃溃疡的“四联疗法”和胃癌的“手术 + 化疗 + 免疫治疗”综合模式；关注不同年龄群体的胃部疾病特点，强调用药安全和生活方式调整的重要性；提供压力管理、情绪调节方法和康复期饮食、运动建议。通过系统解答患者的常见疑问，帮助读者了解胃部疾病的发病机制、早期症状和防治策略。本书还详细介绍了胃镜检查的适应证和注意事项、胃癌的筛查方法、特殊人群胃部疾病的相关注意事项等关键内容，同时向读者提供科学的饮食指导和生活方式建议，以帮助读者建立健康的生活习惯。

本书由来自全国各地长期从事消化疾病临床及护理工作的专家编写，内容科学严谨、通俗易懂。我们希望通过这本书，帮助读者正确认识胃部疾病，消除对疾病的恐惧和误区，提高自我保健意识。同时，也希望本书能为基层医生和护理人员提供参考，推动胃部疾病防治知识的普及和规范化诊疗水平的提升。

健康是幸福生活的基础，关注胃部健康，从了解疾病开始。让我们共同努力，通过科学的防治手段，守护消化系统的健康，为实现“健康中国”目标贡献力量。

胡宝光

2025 年 10 月

第一章

你真的了解你的胃吗

第二章

关于胃癌你需要了解的那些事

第四章

你听说过胃肠道间质瘤吗

第五章

关于胃溃疡的真相与误区

第六章

关于胃食管反流病你需要了解的那些事

第七章

关于胃炎你需要了解的那些事

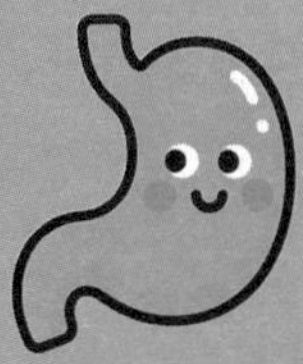

第一章

你真的了解你的胃吗

1 胃在消化过程中扮演着怎样的角色

胃是消化系统中的一个重要器官，它在消化过程中扮演着多种关键角色。胃的主要功能包括以下几种。

（1）储存食物：胃的主要功能之一是作为食物的暂时储存场所。当我们进食时，食物进入胃中，胃会通过肌肉的舒张来容纳食物。

（2）混合食物：胃通过肌肉的收缩和放松（即胃蠕动）来混合食物。这种运动有助于将食物与胃液充分混合，从而促进消化。

（3）分泌胃液：胃壁的腺体分泌胃液，这是一种含有盐酸、胃蛋白酶、黏液和内因子的混合物。盐酸帮助杀死食物中的细菌，同时为胃蛋白酶提供适宜的酸性环境以分解蛋白质。黏液则可以保护胃壁不受胃酸的侵蚀。

（4）初步消化：胃液中的胃蛋白酶可以分解食物中的蛋白质，将其转化为多肽。这种初步消化为食物在小肠中的进一步消化和吸收做好准备。

（5）调节食物的排放：胃通过控制幽门（胃与小肠连接的部位）的开放和关闭来调节食物进入小肠的速度。这个过程称为胃排空，它确保食物在小肠中有足够的时间被进一步消化和吸收。

（6）吸收某些营养物质：虽然胃的吸收功能有限，但它能够吸收少量的水分、酒精和一些药物。

（7）分泌激素：胃还可以分泌一些激素，如胃泌素和胃动素，这些激素会参与调节胃酸的分泌和胃蠕动。

（8）免疫防御：胃的黏膜屏障和胃酸有助于防止病原体进入体内，从而发挥一定的免疫防御作用。

综上所述，胃在消化过程中起着至关重要的作用，它不仅可以储存和初步消化食物，还能通过分泌胃液和激素来调节整个消化过程。

2 胃黏膜如何保护我们的胃

胃黏膜是位于胃内壁的一层薄膜，它在保护胃免受损伤和维持消化功能方面发挥着重要作用。胃黏膜的主要功能包括以下几种。

（1）保护作用：胃黏膜分泌的黏液形成一层保护性屏障，这层黏液屏障可以中和胃酸，减少胃酸对胃壁的直接侵蚀。

（2）润滑作用：黏液还可起到润滑作用，帮助食物在胃内顺利通过，减少食物颗粒对胃壁的摩擦和损伤。

（3）防止感染：胃黏膜中的某些细胞能够分泌抗菌物质，帮助抑制或杀死可能侵入胃内的细菌，从而防止感染的发生。

（4）调节胃酸分泌：胃黏膜中的细胞能够感知胃内环境的变化，并相应地调节胃酸的分泌量，以适应消化的需要。

（5）促进消化：胃黏膜中胃腺分泌的胃液，其中包含胃蛋白酶原和盐酸。胃蛋白酶原在盐酸的作用下转化为胃蛋白酶，有助于蛋白质的初步消化。

（6）营养吸收：虽然胃的吸收能力有限，但胃黏膜中的某些细胞能够吸收少量的水分、酒精和某些药物。

（7）修复和再生：胃黏膜具有自我修复和再生能力，当胃黏膜受到轻微损伤时，可以迅速修复自身，以维持胃的正常功能。

（8）感觉传递：胃黏膜中的神经末梢能够感知胃内的压力和化学变化，并将这些信息传递给大脑，帮助调节胃的运动和分泌功能。

胃黏膜的这些功能共同保护胃免受胃酸、消化酶和食物颗粒的损伤，同时确保胃能够有效地进行消化和吸收。

3 胃酸在消化过程中起到哪些作用

胃酸是胃液中的一种主要成分，主要由胃壁的壁细胞分泌。胃酸的主要成分是盐酸，在消化过程中起到至关重要的作用。胃酸的主要功能包括以下几种。

（1）激活消化酶：胃酸能够激活胃蛋白酶原，将其转化为胃蛋白酶，从而有助于对蛋白质的初步消化。

（2）杀菌作用：胃酸使胃内处于酸性环境，有助于杀死随食物进入胃中的细菌和其他微生物，减少感染的风险。

（3）促进消化：胃酸有助于将食物分解成更小的颗粒，使其更容易被小肠进一步消化和吸收。

（4）调节胃排空：胃酸的分泌量可以影响胃排空的速度，即食物从胃进入小肠的速度。胃酸分泌过多可能加速胃排空，而胃酸分泌不足则可能导致胃排空延迟。

（5）促进维生素和矿物质的吸收：胃酸有助于某些维生素（如维生素 B_{12}）和矿物质（如铁和钙）的溶解和吸收。

（6）维持胃内环境：胃酸有助于维持胃内的酸性环境，这对于消化酶的活性和胃的正常功能至关重要。

（7）反馈调节：胃酸的分泌受体内多种激素和神经信号的调节，以确保胃酸的分泌量与消化需求相匹配。

综上所述，胃酸的分泌会受到精密的生理调控，以确保胃酸的浓度和分泌量适应消化的需要。胃酸分泌过多或过少都可能导致机体出现消化问题，如胃酸分泌过多可能导致胃灼热和胃溃疡，而胃酸分泌不足则可能导致消化不良。

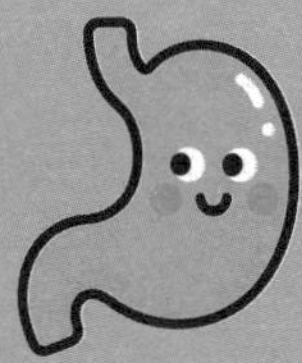

第二章

关于胃癌你需要了解的那些事

4 什么是胃癌

胃癌，顾名思义是发生在胃部的癌症，最初癌细胞来源于胃的黏膜上皮细胞，最常见的病理类型是腺癌。

最新统计数据表明，全球范围内胃癌发病率在恶性肿瘤中居第 5 位，男性发病率是女性的两倍以上。据国家癌症中心 2022 年的统计数据表明，我国胃癌发病率位于所有恶性肿瘤的第 5 位，死亡率位于第 3 位。

5 患者越年轻，胃癌恶性度越高吗

青年人患胃癌具有病程短、癌肿发展迅速、癌细胞转移早及预后差等特点。在确诊的青年胃癌患者中，Ⅲ期或Ⅳ期患者占 60%~85%，而Ⅰ期和Ⅱ期只占少数。年龄越小，病程越短（最短仅有半年），有相当一部分患者在确诊之时已有广泛转移（女性患者往往有卵巢转移），并很快出现恶病质。青年人多数患的是黏液腺癌，此类癌恶性度高，生长极快，癌组织周围供血不足，很容易造成溃疡，导致上消化道出血（出现不明原因的黑便及大便隐血试验持续呈阳性）或穿孔。青年胃癌患者多表现为上腹部隐隐作痛、胃纳欠佳及消化不良，患者常会误以为是胃溃疡、慢性胃炎、胃痉挛等，导致误诊、漏诊率高，患者因此失去早期诊断和根治的机会。待中晚期就诊时，由于肿瘤通常已经很大，约 40% 的患者会出现呕吐症状。

6 胃癌会遗传或传染吗

胃癌一般不遗传，但是具有遗传倾向。研究表明，在所有胃癌患者中，10%~15% 的患者有胃肿瘤家族史。目前，胃癌家族聚集的原因尚不明确，研究发现，家族史与胃癌风险增加密切相关。大多数研究表明，胃癌患者的一级亲属罹患胃癌的风险更高。在按照一级亲属、二级亲属、三级亲属进行分层分析时，二级亲属患胃癌的比值比较一级亲属低(1.55：3.32)。随着亲属级别的升高，胃癌的风险程度呈下降趋势 [相对危险度 (2.07、1.84、1.66)]。家族遗传性胃癌主要包括遗传性弥漫性胃癌、胃腺癌伴近端多发息肉和家族性肠型胃癌。有胃癌家族史的患者通常发病年龄较小，患者在 60 岁及之前确诊的，其一级亲属发生胃癌的风险显著高于在 60 岁以后确诊患者的一级亲属。胃癌的风险程度随着年龄的增长呈下降趋势。

胃癌不是传染病，不会传染。它是由多种因素综合作用引起的疾病，包括基因、环境和生活方式等。

7 常吃腌菜、剩菜会导致胃癌吗

食用腌制食品及过咸的食物和胃癌的发生有一定的相关性。经常吃腌制蔬菜有可能导致胃癌。因为腌制的蔬菜中硝酸盐含量比较高，硝酸盐在胃内被细菌还原成亚硝酸盐，再和胺结合生成致癌物亚硝胺。尤其是老年患者常吃酸菜等腌制食品更易患胃癌，因为老年人泌酸腺体萎缩，常有胃酸分泌不足，有利于细菌生长，胃内增加的细菌可促进亚硝酸盐类致癌物质的产生。所以应该尽量不吃或少吃腌制蔬菜，多吃新鲜水果和新鲜蔬菜，才可降低胃癌的发生率。

此外，胃癌可能是因感染幽门螺杆菌而引起的，还有可能是由于经常吃剩菜、吃加工肉类等原因，少部分人是长时间大量喝酒造成的。在日常的生活中，要避免吃剩菜剩饭，要多吃一些新鲜的蔬菜和水果，如苹果、橘子、火龙果等，要注意避免吃过冷过热的食物。剩饭菜经过长时间的放置，容易产生对人体有害的亚硫酸钾、硫氢氨钠等有害物质，会损害人体消化系统，导致胃酸、胃胀、头晕，严重的还可能导致胃癌。在一般情况下，通过 100℃的高温加热，几分钟即可杀灭食物中的某些细菌、病毒和寄生虫。但是对于食物中细菌释放的化学性毒素来说，加热也无济于事。加热不仅不能把毒素破坏掉，有时反而会使其浓度增大。另外，在各种绿叶蔬菜中都含有不同量的硝酸盐。硝酸盐是无毒的，但菜在采摘、运输、存放及烹饪过程中，硝酸盐会被细菌还原成有毒的亚硝酸盐。尤其是过夜的剩菜，经过一夜的腌渍，亚硝酸盐的含量会更高。而亚硝酸盐经加热后，毒性会增强，严重的还可导致食用者发生胃癌或食物中毒，甚至死亡。

8 哪些因素会导致胃癌

胃癌的发生与多种因素有关，如饮食因素、环境因素、幽门螺杆菌感染、慢性胃炎及胃溃疡等。

（1）饮食因素：如果平时不注意饮食，长时间吃含亚硝酸盐比较高的食物，如咸菜、腊肉等，可能会导致胃黏膜发生病变，从而增加胃癌的发病率。建议平时要注意饮食清淡，多吃新鲜的蔬菜和水果，避免吃含亚硝酸盐较高的食物。

（2）环境因素：如果长时间处于空气污染的环境中，或者经常接触重金属，可能会导致胃黏膜损伤，增加胃癌的发生率。建议平时要避免接触有毒、有害物质。

（3）幽门螺杆菌感染：如果平时不注意饮食卫生，导致胃黏膜受到幽门螺杆菌感染，也有可能诱发胃癌。患者可以在医生的指导下使用阿莫西林、克拉霉素等药物进行治疗，能够起到抗感染的作用。

（4）慢性胃炎：慢性胃炎是一种常见的胃部疾病，大多是由于患者长期不良的饮食习惯、大量饮酒等原因所引起，长时间受到不良因素影响和炎症刺激，会导致胃黏膜损伤，如果不及时治疗，可能会诱发胃癌。患者可以在医生的指导下服用奥美拉唑、兰索拉唑等药物进行治疗，如果病情比较严重，可以及时到医院通过手术的方式进行治疗。

（5）胃溃疡：如果患者本身存在胃溃疡，并且经常抽烟、喝酒，就会刺激胃黏膜，从而导致病情加重，增加胃癌的发生率。患者可以遵医嘱服用奥美拉唑、法莫替丁等药物进行治疗，如果病情比较严重，也可以及时到医院通过手术切除的方式进行治疗。

在日常生活中，建议患者保持良好的生活习惯，避免抽烟、喝酒等，同时还要保持良好的心态，避免情绪过度紧张。如果出现不适症状，建议患者及时就医。

9 胃部症状服药就能缓解，就证明没有患胃癌吗

不一定。吃药就能缓解胃部不适与患胃癌之间没有必然的联系。因为在胃癌早期，患者通常没有什么症状，可通过药物进行治疗。但是到晚期药物的治疗效果可能就不是很大了，需要去医院做详细胃镜检查，以明确病因。如果出现胃痛、恶心、呕吐、食欲不振及腹胀等情况，应该立即去医院就诊，查出具体病因，切不可自行服药。因为不同年龄段的患者发病特点不一样，病因也有所不同，因此当出现胃部不适的情况，建议患者在条件允许的情况下进行胃镜、腹部 CT 增强扫描或上消化道造影检查，这对发现胃部病变是非常有用的。一般胃癌患者在早期发现时可以选择手术直接切除一部分胃，然后再进行化学治疗或放射治疗。患者应保持良好的心态，积极配合医生的治疗，有问题及时与医生沟通。

10 胃癌的常见症状有哪些

（1）**前兆症状**：一般无明显先兆，但存在癌前病变（如胃溃疡）的患者，可表现为癌前病变的症状，如烧心、消化不良，甚至上腹痛等。

（2）**早期症状**：80% 的早期胃癌患者无症状，部分患者可出现饱胀不适、消化不良、上腹痛等轻微不适，常被认为只是普通胃炎而被忽视。

（3）**中期症状**：中期胃癌患者最常见的症状是上腹痛，部分患者还可以出现贫血、厌食、上腹部可触及肿块等。胃癌导致的疼痛常无明显规律，与进食无关，主要位于左上腹，少部分患者可因伴有胃溃疡表现为进食痛。

（4）**晚期症状**：晚期胃癌患者的主要症状依然是上腹痛，不过疼痛程度加剧，并可出现呕血、黑便、恶病质等。少量出血，通常表现为黑便；如果出血量较大可表现呕吐鲜血。大多数晚期胃癌患者会出现体重下降。

（5）**胃癌可能的伴随症状**：如果肿瘤位于胃的入口处（贲门），患者可伴有吞咽困难的症状。如果癌肿长在胃的出口位置（幽门），患者可伴有恶心、呕吐症状。胃癌转移到肝脏，转移灶较大时，可引起右上腹胀痛；如果癌症转移到腹膜，则表现为腹水。

11 什么是库肯伯格瘤

库肯伯格瘤是一种特殊的卵巢转移性癌，肿瘤为双侧性，中等大小，多保持卵巢原状或呈肾形，镜下可见印戒状黏液细胞，间质伴有肉瘤样的浸润的卵巢转移。库肯伯格瘤患者中原发肿瘤以胃癌最多见，占 60%~70%；其次是结肠癌占 15%~18%；再次是发生于乳腺、胆囊、阑尾、子宫输卵管和膀胱的肿瘤。库肯伯格瘤好发于生育期女性，以 31~40 岁年龄组为最高，此期患者卵巢功能旺盛、血运丰富，适宜转移瘤生长。

12 患胃癌后还能活多久

胃癌患者确诊后能活多久，取决于其癌症分期。部分患者发现较早，早期患者经积极治疗，一般可获得临床治愈，不影响患者生存年限。但多数患者确诊时已处于胃癌中期、晚期，其生存期限就可能仅为 5~10 年甚至更短。无论处于何种阶段，患者均应积极治疗，能够在一定程度上延缓病情进展、延长患者生存期并提高生活质量。胃癌的治疗以手术为主，酌情辅以放疗、化疗等，早期确诊的患者应尽早安排手术，一般可改善患者生存期。早期胃癌患者无淋巴转移时，符合适应证者可采取内镜治疗，如内镜下黏膜切除术或内镜下黏膜剥离术，也可考虑胃部分切除术。中晚期胃癌患者无远处转移时，可行根治性切除手术，术前化疗可增加部分患者手术根治机会，常用胃癌根治术联合区域淋巴结清扫术。出现远处转移或伴梗阻者多采用姑息性治疗手段，如靶向治疗、化疗等，部分患者为缓解梗阻症状，也可行姑息性手术，可一定程度上改善、缓解患者症状，减轻痛苦。

13 哪些人群需要进行胃镜检查以排除胃癌

胃镜检查是胃癌筛查中很重要的部分，目前认为 40 岁以上存在以下任一条件者，都应该进行胃癌筛查。

（1）45 岁以上男性及 50 岁以上女性：以上两类人群不管有没有出现胃部症状，常规都要进行胃镜检查。

（2）有胃癌家族史者：如果家族中有胃癌患者，如父母或兄弟姐妹，都要进行胃镜检查。

（3）有反复的胃肠道疾病史者：特别是慢性萎缩性胃炎患者，发生胃癌的概率比普通胃炎患者高。

（4）长期的不良生活习惯者：有特别喜欢吸烟、饮酒或饮食无度、不规律的人要做胃镜检查。

（5）生活在胃癌高发区者：受环境影响，患胃癌的概率比别的地方要大。

（6）反复发生腹痛、黑便、体重下降者。

出现上述胃癌报警症状的患者，要进行胃镜检查。

14 除胃镜检查外，还有哪些方法能提前发现胃癌

除胃镜检查外，还有血液检查、影像学检查等检查方法，但这些检查只可以辅助初步判定检查者胃内是否存在异常的新生物质，后续还需要进行胃镜进一步取活组织检查才能确认是否患胃癌。

（1）血液检查：血液检查较为方便快捷，通过对多种肿瘤标志物的检测，可以辅助进行胃癌的早期诊断。但血液检查的灵敏度不高，可能会造成误诊和漏诊。因此当血液检查异常时还需要进行其他的检查，因此血液检查仅能作为大规模肿瘤初筛使用。

（2）影像学检查

1）X 线钡餐造影：X 线钡餐造影操作时，患者口服不被胃肠吸收的硫酸钡，通过 X 线检查显示出黑白的层次对比，用以观察腹部组织结构。但检查受患者胃充盈情况、硫酸钡浓度等影响，无法检查出肿瘤侵袭转移情况，诊断价值有限。

2）螺旋 CT 检查：螺旋 CT 检查可以多方位观察患者胃内肿瘤的生长状况，还能显示其对邻近组织及脏器的转移及侵袭情况。但因其无法显示出胃壁的增厚程度，用于早期胃癌的筛查价值有限。

不同的检查具有不同的优缺点，一旦出现胃痛、反酸、黑便及呕血等症状，应立即前往医院，听从医生的指导和建议进行检查。

15 胃癌患者进行基因检测有没有意义

有意义。胃癌是一种高度异质性肿瘤，可以表现为不同的形态，例如乳头状癌、管状癌、黏液癌及低凝聚型癌；还可以表现为不同的亚型，例如 EB 病毒阳性型、MSI 型、基因组稳定型及染色体不稳定型。而这些特征的形成取决于不同的癌驱动基因，例如 *RAS*、*BCL-2*、野生型 *P53*、*APC*、*DCC* 及 *MCC* 等。不同分子亚型的胃癌患者预后不同，治疗方案也不同。因此，胃癌患者进行基因检测，可以在一定程度上预测患者的预后和疗效，能够帮助寻找相对应的靶向、免疫药物，及时把握精准治疗的良机。

16 什么是早期胃癌、进展期胃癌及晚期胃癌

（1）早期胃癌：指癌肿病变仅局限于胃黏膜或黏膜下层而未侵及固有肌层，无论病灶大小及有无局部淋巴结有转移。

（2）进展期胃癌：指癌组织浸润深度超过黏膜下层的胃癌。按博尔曼分型法分为 4 型：Ⅰ型（结节型），为边界清楚突入胃腔的块状癌灶；Ⅱ型（溃疡局限型），为边界清楚并略隆起的溃疡状癌灶；Ⅲ型（浸润溃疡型），为边界模糊不清的溃癌，癌灶向周围浸润；Ⅳ型（弥漫浸润型），癌肿沿胃壁各层全周性浸润生长，边界不清。若全胃受累、胃腔缩窄、胃壁僵硬如革囊状，称皮革样胃，恶性度

极高，发生转移早。

（3）晚期胃癌：指肿瘤侵犯浆膜层及邻近组织，并且出现转移，说明患者病情较重，一般无手术切除的机会，治疗以保守治疗或放化疗为主，主要表现为剧烈腹痛，并向腰背部放射，食欲减退和消瘦，肿瘤表面易出血，从而引起呕血和黑便。除此之外，部分患者还可出现腹部肿块，易转移至腋下、锁骨上淋巴结以及肝脏、腹腔等部位，胃癌晚期的患者如果营养状况、精神状况允许，可给予化疗，部分患者可能出现不能耐受化疗的不良反应，可给予对症治疗，以营养支持治疗为主，提高患者的生存质量并减轻患者的痛苦。部分不能耐受化疗的患者也可给予免疫治疗或生物治疗，注意监测患者的各项指标，避免出现大出血或因进食和吸收困难出现重度营养不良，导致多器官衰竭而危及生命。

17 胃癌的分化程度低是什么意思

医学上常用分化的概念来区分肿瘤的恶性程度、治疗难度和肿瘤组织的成熟度，如低分化胃癌是指恶性度高、预后较差的胃癌；高分化胃癌是指恶性程度较低、预后较好的胃癌。

如果患者的检查报告显示为低分化胃癌，说明肿瘤细胞分化很差，极不成熟，与正常细胞差距很大，同时也表明患者的病情比较严重，需要及时进行治疗。一般情况下，建议患者要戒烟戒酒，避免对胃部产生进一步刺激；也要合理膳食，可以适量吃一些芦笋、茄子、胡萝卜等食物。此外，患者要及时接受手术治疗，切除患处的恶性肿瘤。在治疗期间，患者需要注意休息，避免过度劳累，保持清淡饮食，避免食用辛辣刺激性食物。

18 胃高级别上皮内瘤变需要处理吗

胃高级别上皮内瘤变指患者出现胃部的癌前病变，这时如果不进行及时治疗，病变可能会进一步加重，并最终导致癌变，从而影响到患者的身体健康。因此，如果出现胃高级别上皮内瘤变，建议患者及时到正规医院尽早进行处理，如手术治疗（包括传统的开腹手术及微创手术）。其中微创手术治疗相对于开腹手术治疗是借助腹腔镜进行手术，手术创伤比较小，患者的恢复时间也会相对缩短。一些小的病变，甚至可以在胃镜下切除，效果同样较为确切。患者在接受胃高级别上皮内瘤变的手术治疗之后，还需要进行抗感染、止痛、营养支持等治疗，注意积极进行手术切口换药，以促进手术切口的愈合。术后患者还需要适当下床活动，以促进胃肠道功能恢复，饮食上要注意少量多餐，以流质、半流质饮食为主，如米粥、面条、牛奶等。另外，建议患者在术后进行定期复查，如进行肿瘤标志物检测及血常规、胃镜、腹部 CT 等检查，动态监测病情变化，如果发现异常应该及时处理。

19 什么是胃印戒细胞癌

胃印戒细胞癌是高度恶性肿瘤之一，约占胃癌的 9.9%，具有侵袭力强、病程进展快、恶性程度高的特点。胃癌分为乳头状腺癌、管状腺癌、黏液腺癌、印戒细胞癌、腺鳞癌、鳞状细胞癌及未分化癌等。其中，印戒细胞癌是一种癌细胞内含有大量黏液的特殊胃癌类型，由于癌细胞内大量黏液将细胞核推挤至一侧，使其形似戒指而得名。本病多发于中青年人群，特别是青年女性，大多数专家认为该病的发生可能和青年女性雌激素代谢旺盛有关。

20 什么是皮革样胃

皮革样胃是进展期胃癌的一种类型。胃癌生长方向并不是向胃腔内突出，而是向黏膜下层、肌层、浆膜层浸润。最终使得胃黏膜皱襞消失，胃腔缩小，胃壁全层增厚、变硬，坚如皮革。

21 胃癌患者必须进行手术治疗吗

胃癌的治疗方式会因患者的具体情况而有所不同。手术是治疗胃癌的一种常见方法，特别是在早期发现时，手术是治愈胃癌的有效方法。手术的目标通常是尽可能地移除癌细胞，并确保癌细胞没有扩散到其他部位。

然而，并不是所有的胃癌患者都需要进行手术。治疗方案会根据患者的年龄、身体状况、癌症的严重程度，以及癌细胞的位置和扩散情况而有所不同。有时候，医生可能会建议使用化学治疗、放射治疗或其他治疗方法来控制癌症的生长和扩散，而不是立即进行手术。

22 何种情况下晚期胃癌患者需要进行手术治疗

（1）控制局部症状：即使肿瘤已经晚期并扩散到其他器官，有时手术仍然可以帮助患者减轻胃癌造成的局部症状，比如胃肠梗阻、消化道出血等。

（2）减轻疼痛：手术可以减轻患者因肿瘤压迫神经或侵蚀组织引起的疼痛症状。

（3）减少出血风险：对于出血倾向较大的肿瘤，手术可以减少患者出血风险，并有助于控制出血。

（4）改善营养状况：对于无法通过其他方式缓解营养不良的患者，手术可能有助于改善营养状况。

除为达上述治疗效果而进行手术治疗外，有些晚期胃癌患者可能仍然可以通过手术完全切除肿瘤，尤其是当肿瘤仍然局限在胃内，没有扩散到远处器官时。此外，晚期胃癌患者术前有时还需进行化学治疗或放射治疗以缩小肿瘤的大小，使手术更容易实施或提高手术的成功率。

23 胃癌患者一定要进行胃切除术吗

在一些情况下，胃癌患者可能需要手术切除部分或全部胃部，这种手术被称为胃切除术。切除多少胃取决于癌症的位置、大小、扩散情况及患者的整体健康状况。

在某些早期阶段的胃癌患者中，可能只需要切除癌细胞周围的组织，而不需要切除整个胃，这种手术被称为部分胃切除术。但是，在其他情况下，如癌症已经较为严重或扩散到胃的其他部位时，患者可能就需要切除整个胃，即全胃切除术。

即使胃被完全切除，医生也会尽可能地重建患者的消化系统，以帮助患者更好地消化食物和吸收营养。这通常包括将食管与小肠直接连接起来，以让食物绕过被切除的胃部。

早期胃癌患者可以应用胃镜下治疗，此外还有化学治疗、放射治疗、靶向治疗、免疫治疗及介入治疗等治疗方法。

24 胃癌患者失去手术机会是不是就没有其他办法了

不是。还可以通过以下方法治疗失去手术机会的胃癌患者。

（1）化学治疗（使用药物杀死癌细胞），通常将氟尿嘧啶类药物和铂类药物联合用药。

（2）放射治疗（使用放射线杀死癌细胞）。

（3）免疫治疗（药物帮助免疫系统识别并杀死癌细胞），以及靶向癌组织内部或周围的一些靶点（如癌组织的血供）的疗法。

（4）靶向治疗、介入治疗和中药治疗等治疗方案。

25 如何应对胃癌复发或转移

首先，医生会针对患者异常的临床表现、影像学检查和肿瘤标志物的变化，进一步进行相关检查以确认复发或转移，如进行组织活检或其他影像学检查。

其次，医生会综合考虑患者的年龄、整体健康状况、原发病灶的治疗史，以及复发或转移的部位和性质等因素，制订最合适的治疗方案。治疗选择可能包括手术治疗、化学治疗、放射治疗、靶向治疗及免疫治疗等，也可能是综合多种治疗方式的组合治疗。

26 什么是胃癌的靶向治疗、免疫治疗及腹腔内热灌注化疗

（1）靶向治疗：指药物能够识别肿瘤细胞上由肿瘤细胞特有的基因所决定的特征性位点，通过与之结合，阻断肿瘤细胞内控制细胞生长、增殖的信号传导通路，从而杀灭肿瘤细胞、阻止其增殖。

（2）免疫治疗：指应用免疫学原理和方法，通过激活体内的免疫细胞和增强机体抗肿瘤免疫应答，特异性地清除肿瘤微小残留病灶、抑制肿瘤生长，打破免疫耐受的治疗方法。肿瘤免疫治疗就是要克服肿瘤免疫逃逸的机制，从而重新“唤醒”免疫细胞来清除癌细胞。

（3）腹腔内热灌注化疗：指通过将含化疗药物的灌注液加热到治疗温度，并灌注到肿瘤患者的腹腔内，维持一定的时间，以预防和治疗腹膜转移癌及其引起的恶性腹水的一种治疗技术。

27 胃癌患者术后必须要进行化学治疗吗

不是的。胃癌术后辅助化疗适用于 D2 根治术后病理分期为Ⅱ期及Ⅲ期者。Ia 期不推荐辅助化疗，对于 Ib 期胃癌是否需要进行术后辅助化疗，目前并无充分的循证医学证据，但淋巴结阳性患者（$pT_1N_1M_0$）可考虑辅助化疗，对于 $pT_2N_0M_0$ 的患者，年轻小于

40 岁、组织学为低分化，以及存在神经束或血管、淋巴管浸润因素者进行辅助化疗，多采用单药化疗，有可能减少复发。

胃癌患者可以通过口服化疗药物进行治疗。口服化疗是一种便捷的化疗形式，相对于静脉注射化疗，患者可以在家中服药，减少了到医院的频率。常见的口服化疗药物包括卡培他滨、替吉奥等。

28 胃癌患者能进行微创手术吗

可以。胃癌手术可以通过微创手术技术进行，这种手术方法被称为腹腔镜手术或胃镜手术。微创手术相对于传统的开放手术而言，具有许多优势，包括更小的切口、更少的组织损伤、更短的康复时间和更少的术后并发症。

在微创胃癌手术中，医生会通过腹部的几个小切口将腹腔镜或胃镜插入到体内。这些镜子可以传输高清影像到显示屏上，使医生能够清楚地看到手术操作区域。然后，医生会使用特殊的微创手术工具进行手术，如剪刀、钳子和缝合器，以切除或处理癌变组织。

微创手术并非适用于所有胃癌患者，特别是在癌症已经发展到较严重阶段或患者存在其他健康问题的情况下可能不太合适。但对于一些早期阶段的胃癌患者，微创手术可能是一个有效的治疗选择。医生会根据患者的具体情况来确定是否适合进行微创手术。

29 内镜黏膜下剥离术靠谱吗

内镜黏膜下剥离术（endoscopic submucosal dissection，ESD）指在内镜下进行黏膜下注射后使用特殊电刀逐渐分离黏膜层与固有肌层之间的组织，将病变黏膜及黏膜下层完整剥离的方法。这种手术方法通过内窥镜在胃内直接切除癌变组织，而无需进行传统的开放手术。内镜下切除病变组织的主要优势在于可以最大限度地保留胃的组织和功能，同时有效地治疗早期胃癌。

内镜黏膜下剥离术对于早期胃癌患者的治疗来说是相当可靠的。它通常被认为是一种安全有效的治疗选择，特别是对于浅表、局限的胃癌病变。通过内窥镜可以直接观察到癌变组织，医生可以精确地进行切除，并尽可能地保留健康组织，从而减少对胃的影响。

然而，内镜黏膜下剥离术并非适用于所有胃癌患者，特别是当癌细胞已经扩散时可能不太适用。医生会根据患者的具体情况和癌症的严重程度来决定是否适合进行内镜黏膜下剥离术。

胃镜黏膜下剥离术通常适用于早期胃癌患者。这种方法在癌细胞尚未扩散到周围组织或其他器官时非常有效。以下是一些适合胃镜黏膜下剥离术治疗的胃癌情况。

（1）**早期胃癌：**指癌组织仅限于胃黏膜层或黏膜下层。

（2）**肿瘤较小：**通常指肿瘤直径小于 2cm。

（3）**无淋巴结转移：**如果经过检查确定没有淋巴结受累或远

处转移，胃镜黏膜下剥离术可能是一个合适的选择。

（4）局部浸润性胃癌：这种类型的癌症虽然已经渗透到胃壁的深层组织，但仍然局限在胃内，没有扩散到其他器官。

30 内镜黏膜下剥离术后发现胃癌组织残留或切除不彻底怎么办

（1）进一步手术：如果可能，医生可能会建议进行更广泛的手术，以确保彻底切除癌组织。这可能包括全胃切除或其他形式的手术。

（2）放射治疗：可以用来消灭残余的癌细胞，尤其是如果手术不完全切除或无法进行进一步手术的情况下。

（3）化学治疗：可以用来杀死残留的癌细胞或控制癌症的进展。这种治疗通常用于术后辅助治疗，以减少复发的风险。

（4）靶向治疗：针对特定的癌细胞标志物或生物学过程的靶向药物可能是一个选择，这些药物可以有针对性地攻击癌细胞，控制癌症的发展。

（5）临床试验：在某些情况下，患者可能有资格参加针对胃癌的临床试验，试验可能提供新的治疗方法或药物。

31 哪些胃癌患者适合进行腹腔镜手术治疗

（1）早期胃癌：指癌细胞仅限于胃内黏膜层或黏膜下层，尚未扩散到深层组织或淋巴结。

（2）局限性中期胃癌：对于一些局限于胃部的中期胃癌，腹腔镜手术也可能是一个选择。

（3）较小肿瘤：肿瘤较小且局限于胃部的情况，例如直径小于5cm 的肿瘤，通常更适合进行腹腔镜手术。

（4）淋巴结受累较轻：如果淋巴结受累较轻或局限，且没有远处转移，腹腔镜手术可能是一种合适的选择。

（5）患者情况适宜：患者整体健康状况良好，没有严重的并发症，可以承受腹腔镜手术创伤。

32 胃癌根治术后，患者还会复发吗

即使接受了胃癌根治术，患者仍然存在复发的风险。复发的概率取决于多种因素，包括术前癌症的阶段、病理学特征、手术的彻底性、患者的整体健康状况，以及治疗后的随访和监测等。一些因素可能增加复发的风险。

（1）晚期阶段的癌症：如果胃癌已经扩散到淋巴结或其他器官，根治术后的复发风险更高。

（2）残余癌变组织：如果手术未能完全切除所有癌变组织，残余的癌变组织可能会导致复发。

（3）淋巴结受累：如果术前发现淋巴结受累，根治术后的复发风险也会增加。

（4）组织学类型：某些胃癌的组织学类型（如浸润型或不典型的细胞类型）可能与复发有关。

（5）术后治疗：是否接受了术后辅助治疗（如化疗或放疗），以及治疗是否有效，也可能影响复发风险。

虽然存在复发的风险，但定期的随访和监测可以帮助早期发现任何复发，并及时采取治疗措施。此外，采取健康的生活方式、避免致癌物质暴露以及遵循医生的建议，也可有助于减少患者复发的风险。

33 胃癌患者术前需要进行肠道准备吗

胃癌患者术前通常不需要进行肠道准备。然而，在某些情况下，可能会建议患者在手术前一天或数天内采取一些轻度的肠道准备措施，比如避免食用固体食物或采取清淡饮食，以减少手术时的胃内容物。具体的准备措施通常由医生根据患者的情况和手术计划而定。

34 胃癌患者术后，在饮食上需要注意什么

手术当天及术后 1~2 天，患者通常需要禁食，仅通过静脉输液补充营养和水分。术后 2~3 天，如果患者未出现恶心、呕吐等症状，可以逐渐开始少量饮水。术后 3~5 天，可逐渐进行清液饮食，如水、清汤、果汁等。视患者的耐受情况，可逐渐增加液体饮食的种类和数量。术后 5~7 天，可逐渐过渡到半流质饮食，如米粥、稀饭、菜泥等。饮食上应少量多餐，每次进食量不宜过多，以减少对胃肠道的负担。术后 1~2 周，如果患者恢复良好且没有不适，可以逐渐引入软食，如软面条、蒸蛋、豆腐等。继续少量多餐，避免油腻、辛辣和高纤维食物。术后 2~4 周，视具体恢复情况，逐渐恢复到普通饮食。饮食应尽量清淡、易消化，避免刺激性食物。

胃癌患者术后进食需要注意以下几点。

（1）**少量多餐**：每次进食量不宜过多，避免加重胃肠负担。

（2）**避免刺激性食物**：如油炸食物、辛辣食物等。

（3）**注意营养均衡**：确保摄入足够的蛋白质、维生素和矿物质。

（4）**进食速度缓慢**：细嚼慢咽，帮助消化吸收。

（5）**保持良好的饮食习惯**：定时定量进食，避免暴饮暴食。

35 胃癌患者术后可以吃保健品吗

胃癌患者术后需谨慎选择保健品，并应在专业医生的指导下使用。尽管保健品可能有助于补充营养、增强免疫力和促进康复，但有些保健品中的成分可能会与胃癌的治疗方案相冲突或产生不良影响。医生会根据患者的健康状况、营养需求和治疗方案，给出合适的建议和指导，以确保保健品的使用安全、有效。

36 胃癌患者术后常见的并发症有哪些

（1）出血：患者在术中或术后可能出现出血，这可能需要再次手术或其他治疗。

（2）感染：术后患者可能出现手术切口或内部感染，需要抗生素治疗。

（3）吻合口瘘：手术后由于胃部吻合口未完全愈合，可导致患者胃内容物泄漏到腹腔，可能需要再次手术。

（4）吸收不良：术后胃部切除或改变可能导致患者营养吸收不良，出现贫血、体重下降等问题。

（5）消化不良：由于胃部切除或改变，患者可能出现消化不良、胃胀、食欲不振等症状。

（6）胃排空障碍：手术后胃部排空功能受损，导致食物通过胃的速度减慢，引发患者出现恶心、呕吐等症状。

（7）腹泻或便秘：胃部手术可能影响患者肠道功能，导致腹泻或便秘。

（8）胆汁反流：胃部手术可能影响患者胃的结构，导致胆汁逆流，引发胃食管反流等问题。

（9）胃肠梗阻：术后患者可能出现胃肠梗阻，需要再次手术或其他治疗。

（10）肺部问题：术后患者可能出现肺部感染或肺不张等呼吸问题。

（11）血栓形成：术后患者长时间卧床可能增加血栓形成的风险。

（12）术后疼痛：手术后患者可能出现术后疼痛，需要适当地进行镇痛治疗。

37 胃癌患者术后为什么会出现贫血

胃癌患者术后出现贫血的原因主要包括以下几种。

（1）手术引起的失血：手术过程中患者可能会出现出血，尤其是在切除肿瘤时，可能会损伤周围的血管，导致失血。

（2）手术后胃功能改变：胃癌手术通常会导致部分或全部胃的切除，这可能影响患者胃内的消化和吸收功能，进而影响铁、维生素 B_{12} 等重要营养素的吸收，导致贫血。

（3）术后饮食不足：术后患者可能出现食欲减退或进食困难

的情况，导致摄入铁、蛋白质等营养素不足，从而影响红细胞的生成，以致出现贫血。

（4）手术后并发症：如患者手术切口感染或出现胃肠道梗阻等并发症，可能导致贫血。

贫血可能导致患者出现疲劳、气短、头晕等症状，因此术后患者需要密切监测贫血情况，并在医生的指导下进行适当的治疗，包括补充铁剂、维生素 B_{12}、红细胞生成素等，以及针对贫血的原因进行相应的治疗。

38 胃癌患者术后需要定期复查吗

需要。避免胃癌复发的第一原则就是一定要严格执行主管医师给患者制订的复查计划。特别是进展期胃癌患者，术后两年内复发风险最高，一定要每 3 个月复查 1 次；2~5 年每半年复查 1 次；5 年之后每年复查 1 次。

39 胃癌患者复查时需要关注哪些指标

复查时需要关注的指标包括以下几种。

（1）影像学指标：CT 扫描用于检查是否有肿瘤复发、转移或新发病灶，特别是腹部和胸部区域。胃镜或上消化道内镜检查可以直接观察手术部位和周围组织，评估愈合情况和有无新生病变。

（2）血液指标：①CEA（癌胚抗原）常用于胃癌复查的肿瘤标志物，升高可能提示复发或转移；②CA19-9 也是常用的胃癌标志物，升高同样可能提示复发或转移；③全血细胞计数评估患者的血红细胞、白细胞和血小板水平，以了解术后血液系统的恢复情况；④肝功能和肾功能检查评估肝肾功能，特别是对于接受过化疗或靶向治疗的患者；⑤白蛋白和总蛋白检测评估患者营养状况和肝功能；⑥电解质水平（如钠、钾、钙等），确保患者体内电解质平衡。

40 胃癌患者术后，哪些指标异常提示有复发或转移可能

中晚期胃癌复发高峰期为术后 2~3 年，而早期胃癌复发高峰期一般为 6~8 年。对于胃癌患者仍提倡 5 年生存率，即较多患者在术后 5 年左右有复发风险，一旦超过 5 年，复发风险会明显降低。

术后复查以下指标异常需提高警惕。

（1）影像学检查结果异常：①CT 扫描显示新的肿块、转移灶或淋巴结肿大；②MRI 检查也可以显示肿瘤的复发或转移。

（2）血液指标异常：①癌胚抗原（carcinoembryonic antigen，CEA）水平的持续升高可能提示肿瘤复发或转移；②糖

类抗原 19-9(carbohydrate antigen 19-9，CA19-9)水平的增加也可能与胃癌的复发相关；③肝功能异常，如丙氨酸转氨酶(alanine transaminase，ALT)、天冬氨酸转氨酶(aspartate transaminase，AST)等肝功能指标的异常提示肝转移的可能性；④营养状况下降，如白蛋白和总蛋白水平下降可能与复发或转移相关。

41 胃癌患者术后 5 年未复发，是不是意味着不会再复发了

胃癌患者如果术后 5 年没有复发，以后再发生复发、转移的可能性就会很小，但仍无法绝对保证不会再复发。患者仍然需要继续密切关注和监测，以便及时应对任何潜在的复发风险。及时的随访和合理的治疗是确保患者长期生存和生活质量的关键。

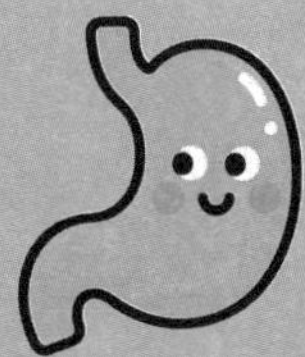

第三章

关于幽门螺杆菌你需要了解的那些事

42 幽门螺杆菌可以被根除吗

感染幽门螺杆菌后能根除。一般经过正规的四联疗法或者三联疗法，可以完全根除幽门螺杆菌。四联疗法通常包括两种抗生素、一种铋剂和一种质子泵抑制剂（proton pump inhibitor,PPI），如阿莫西林胶囊、红霉素片、奥美拉唑肠溶胶囊及枸橼酸铋钾颗粒等。而三联疗法一般包括两种抗生素和 PPI，如甲硝唑片、克拉霉素胶囊、兰索拉唑胶囊等。幽门螺杆菌感染患者通常可以测 ^{13}C 或 ^{14}C 呼气试验、粪便抗原化验以及胃镜等相关检查来确诊。感染幽门螺杆菌主要是由于自身免疫力低、饮食不洁及长期密切接触感染者等因素导致。感染幽门螺杆菌后，容易并发慢性胃炎、胃溃疡、胃癌等疾病。通常会出现恶心、呕吐、腹胀及腹痛等症状。因此，为防止感染幽门螺杆菌，平时需要做好手部卫生、口腔卫生，戒烟、戒酒。还需要注意规律饮食，多吃蔬菜、水果。

43 幽门螺杆菌根除后，患者还需要复查吗

需要。在根除幽门螺杆菌后，患者需要于停药至少 1 个月后进行复查。

虽然标准四联疗法有很高的根除率，但并不是所有的幽门螺

杆菌感染都能够被根除。因此，患者经治疗后一定要注意复查。复查的时机很重要，要在根除幽门螺杆菌停药至少 1 个月后进行复查，并且在停药后的 1 个月内患者不可服用任何的抗生素，检查前 2 周内不要服用 PPI 和铋剂，否则会影响检查结果出现假阴性的情况。根除幽门螺杆菌停药 1 个月后应复查 ^{13}C 或 ^{14}C 呼气试验，如果仍为阳性提示除菌失败，可以间隔半年以后选择敏感抗生素重新进行除菌治疗。

44 幽门螺杆菌根除后，患者还会再次感染吗

会。幽门螺杆菌根除后仍有感染的可能，所以患者在治疗期间一定要注意个人卫生。幽门螺杆菌是临床上常见的一种细菌，可以寄生在人体胃黏膜表面，感染幽门螺杆菌后容易引起慢性胃炎、消化性溃疡等胃部疾病，患者可能会出现恶心、呕吐、腹胀及腹泻等症状。患病后需要及时治疗，可以在医生指导下选用四联疗法治疗，常见的药物有阿莫西林、克拉霉素、奥美拉唑及胶体果胶铋等，患者用药后能够将幽门螺杆菌根除。但是因为幽门螺杆菌容易传染，具有一定的家族聚集性，免疫力较低的人群很容易引起再次感染，所以幽门螺杆菌根除后患者仍会感染。患者在治疗期间一定要保持清淡饮食，吃饭后需要对餐具进行消毒，避免交叉感染引起疾病的复发。

45 儿童感染幽门螺杆菌需要治疗吗

儿童感染幽门螺杆菌是需要治疗的。因为感染后会导致儿童出现不同程度的消化不良症状，并且会呈现反复发作的特点。患儿会表现出反复的恶心、呕吐、食欲不振、神疲乏力、上腹部不适、反酸及反复的腹痛等症状，会严重影响患儿的生长发育。因此，儿童一旦感染幽门螺杆菌需要积极地进行治疗。

46 幽门螺杆菌感染患者家属或亲密朋友需要进行检测吗

家中有人查出幽门螺杆菌阳性时，其他家庭成员（除儿童外）均建议进行幽门螺杆菌检测，并且采取相应的措施，避免出现家庭内的传播。幽门螺杆菌已经被纳入Ⅰ类致癌物范畴，属于明确的致癌原，与多种消化道疾病发病有关，其中包括慢性胃炎、胃溃疡及胃癌，且幽门螺杆菌的传播途径是口和口之间、口和粪便之间进行传播，家庭内传播的可能性是比较大的。家人出现感染的情况时，其他人感染风险高，需要全家进行检查。要实行分餐制，使用公筷、公勺，家长在喂食儿童时，不要通过咀嚼食物进行喂食，并应养成饭前便后洗手的习惯。如果幽门螺杆菌胃镜检查阳性或尿素呼气试验出现阳性的情况时，还伴有消化性溃疡的情况，需要进行抗幽门螺杆菌治疗。药物治疗，一般情况下，选择四联方案，主要是两种抗生素加胃保护药和 PPI。疗程为 10~14 天，大部分感染者可以达到治愈的效果。

47 感染幽门螺杆菌会导致胃癌吗

一般情况下，幽门螺杆菌不会导致胃癌，但是会增加患上胃癌的概率。幽门螺杆菌是存在于胃内的有害细菌，通常会引起患者出现口臭、慢性胃炎、消化道溃疡、嗳气及反酸等病症。幽门螺杆菌一般不会导致胃癌，但是会增加患上胃癌的概率，如果不及时干预，患者患上胃癌的概率通常较大。因此，建议患者及时就医，在医生的指导下进行根除幽门螺杆菌治疗。

48 合并幽门螺杆菌感染的胃癌患者术后还需要进行抗幽门螺杆菌治疗吗

合并幽门螺杆菌感染的胃癌患者在根治性胃切除术后应考虑进行抗幽门螺杆菌治疗，特别是在考虑到患者的整体生存获益时。治疗方案应根据患者的具体情况和抗生素的耐药性进行选择。

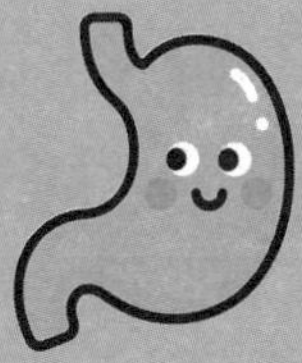

第四章

你听说过胃肠道间质瘤吗

49 什么是胃肠道间质瘤

胃肠道间质瘤(gastrointestinal stroma tumor，GIST)是一类起源于胃肠道间叶干细胞的肿瘤。这类神经细胞与食物消化过程中的肠道运动相关。胃肠道间质瘤可发生于全消化道，最常见的部位是胃和小肠，也可发生于胃肠道外、网膜及肠系膜等处。胃肠道间质瘤在生物学行为上可以从良性到恶性。大多数小 GIST(直径 <2cm)或微小 GIST(直径 <1cm)被认为是良性肿瘤。

胃肠道间质瘤发病率是 1/10 万人至 2/10 万人。常发生在 50 岁以上的人群，以 55~65 岁人群多发，男性和女性发病率相当。

50 胃肠道间质瘤患者的常见症状有哪些

(1)早期症状：胃肠道间质瘤早期患者一般无明显症状，因此往往导致诊治的延误。

(2)中晚期症状：随着疾病的进展，中晚期患者根据肿瘤侵犯的部位以及对消化系统的影响，会表现出相应的消化系统症状，如早饱或食欲不佳；上腹部疼痛或腹胀；吞咽困难或疼痛；呕血或黑便(胃肠道间质瘤为软且易碎的肿瘤，食物或食物残渣经过时可导致出血，根据肿瘤出血部位不同，可表现为呕血或黑便)；摸到腹部存在包块。

（3）胃肠道间质瘤可能的伴随症状：乏力、体重下降、肿瘤转移症状。肝转移、腹腔种植播散是胃肠道间质瘤常见的转移，可出现皮肤发黄、小便色黄、恶心、纳差、腹痛及腹胀等症状。

51 如何评价胃肠道间质瘤的危险度

危险度分级是胃肠道间质瘤术后辅助治疗最主要的评价标准，用来判别术后辅助治疗的适用人群。此外，该分级对于患者的预后判断也具有一定意义。

胃肠道间质瘤危险度分级标准

危险度分级	肿瘤大小/cm	核分裂象数/50HPF^{-1}	肿瘤原发部位
极低	≤2	≤5	任何部位
低	2.1~5.0	≤5	任何部位
中等	2.1~5.0	6~10	胃
	<2	6~10	任何部位
	5.1~10.0	≤5	胃
高	任何	任何	肿瘤破裂
	>10	任何	任何部位
	任何	>10	任何部位
	>5	>5	任何部位
	2.1~5.0	>5	非胃原发
	5.1~10.0	≤5	非胃原发

52 检测胃肠道间质瘤有哪些肿瘤标志物

常用检测胃肠道间质瘤的肿瘤标志物有：①糖类抗原 50（carbohydrate antigen 50，CA50），是胃肠道间质瘤的首选标志物；②糖类抗原 125（carbohydrate antigen 125，CA125），也是胃肠道间质瘤的首选标志物；③CEA，是一种广谱性肿瘤标志物，大部分可能患有胃肠道间质瘤的人群，该指标都会超过正常值的范围；④CA19-9，也是一种广谱性肿瘤标志物。

53 胃肠道间质瘤患者进行基因检测有意义吗

有意义。胃肠道间质瘤是消化道最常见的具有多向分化潜能的间叶组织源性肿瘤。大部分胃肠道间质瘤可以通过病理组织学形态表现和免疫组化检测 CD117 和 DOG1 表达，获得明确诊断。但对于 CD117 阳性、DOG1 阴性，以及 CD117 和 DOG1 双阴性，诊断胃肠道间质瘤需依赖于分子检测。根据胃肠道间质瘤病理诊断流程，对于 CD117 阳性、DOG1 阴性患者，排除其他 CD117 阳性肿瘤后，需加做分子检测；当 CD117 和 DOG1 蛋白均表达阴性，但组织形态学上仍不能排除胃肠道间质瘤时，则需要通过检测 KIT 或 PDGFRA 突变来辅助诊断，有突变则诊断为胃肠道间质瘤，无突变则排除胃肠道间质瘤。因此，通过免疫组化评估 DOG1 和 CD117 蛋白表达来确诊胃肠道间质瘤，有时会存在一些不足，尤其是对于 DOG1 蛋白阴性的患者，仍需要基因检测手段去辅助确诊。

PDGFRA 突变型胃肠道间质瘤整体预后较好，D842V 突变型胃肠道间质瘤对伊马替尼及舒尼替尼等均原发耐药。也有研究表明，突变型胃肠道间质瘤患者中，最常见的 KIT11 号外显子变异的患者复发转移风险高，9 号外显子突变的患者预后通常不良。因此，通过多基因检测对胃肠道间质瘤进行分型，可预测病理特征及预后，指导治疗方案。

54 胃肠道间质瘤患者需要检测的常见基因有哪些

诊断相关分子 CD117 和 *DOG-1*；针对分子分型，检测基因突变包括 *KIT*、*PDGFRA*、*SDHA*、*SDHB*、*SDHC*、*SDHD*、*BRAF*、*NF*、*KRAS* 及 *PIK3CA*；检测基因重排包括 *FGFR1*、*NTRK3* 及 *BRAF*。其中 *SDHA*、*SDHB*、*SDHC*、*SDHD* 及 *NF1* 检测胚系变异，*SDH* 亚单位多为胚系变异，Carney 三联征涉及 *SDHC* 表观突变（促进甲基化），其他基因检测体系变异。

55 胃肠道间质瘤患者术后必须要进行药物治疗吗

胃肠道间质瘤患者术后需根据手术情况及术后危险度分级决定是否需要进行药物治疗，如手术达到根治，即术后临床未探查到肿瘤残留，需根据术后病理危险度分级决定是否需要药物治疗。按照常用的 NIH2008 分级标准，对于低危、极低危患者，术后通常不需进行药物治疗；中高危患者术后需要进行辅助靶向药物治疗，其中部分患者至少需要服药 3 年；高危患者需要延长辅助治疗时间至 5 年甚至更长。

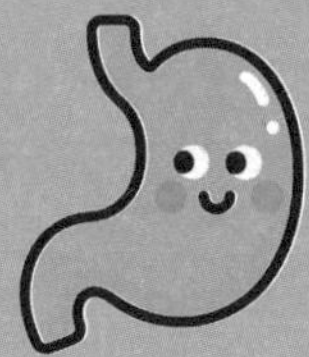

第五章

关于胃溃疡的真相与误区

56 胃溃疡是如何形成的

胃溃疡的形成与多种因素有关，包括长期使用非甾体抗炎药（nonsteroidal anti-inflammatory drug，NSAID）、幽门螺杆菌感染、过度应激、不良饮食习惯及遗传因素等。尽管幽门螺杆菌感染是胃溃疡的一个常见原因，并且这种细菌可以通过唾液、食物或水进行传播，但并非所有胃溃疡都是由幽门螺杆菌感染引起的，也不是所有的胃溃疡都会传染。大多数情况下，胃溃疡患者通过服用适当的药物并调整生活方式可以得到有效治疗和管理。

57 胃溃疡的发生与压力、情绪有关吗

有关。精神压力大和情绪波动是胃溃疡发生的重要因素。长期处于高压力状态或经历情绪波动（如焦虑、抑郁等），会影响人体的自主神经系统，导致胃液分泌失调和胃黏膜血供减少，从而可能引发胃溃疡。有研究表明，30%~65% 的溃疡病是由精神压力引起的。当情绪波动（如愤怒或忧郁）时，甚至可以通过肉眼观察到胃黏膜上的血液供应变化，情绪波动会影响胃黏膜的功能状态、削弱胃黏膜的保护层。

因此，对于胃溃疡患者来说，除进行药物治疗，还应注意心理健康，合理调整工作及生活压力，以预防和辅助治疗胃溃疡。同

时，保持良好的生活习惯，如规律饮食、避免过度压力和情绪波动，也对预防胃溃疡的发生有积极作用。

58 胃溃疡和胃癌有什么关系

胃溃疡和胃癌之间的关系是复杂的，但它们在临床表现上却可能很相似，胃溃疡在某些情况下可能增加患胃癌的风险。胃溃疡是胃黏膜受到损伤形成的开放性溃疡，而胃癌则是胃黏膜细胞的恶性肿瘤。胃溃疡本身不是癌症，但在慢性炎症和溃疡愈合过程中，胃黏膜可能会经历一系列病理变化，长期未愈合的胃溃疡在极少数情况下可能发生癌变。此外，幽门螺杆菌感染、长期服用某些药物、不良饮食习惯和遗传因素等，既是胃溃疡的诱因，也可能与胃癌的发生有关。因此，对于胃溃疡患者，尤其是有上述风险因素的人群而言，定期进行胃镜检查和跟踪治疗是非常重要的，这有助于及时发现并治疗胃溃疡，同时监测潜在的癌变风险。

59 胃溃疡需要通过哪些检查来确诊

胃溃疡的确诊通常需要进行以下几种检查。

（1）**胃镜检查：**这是确诊胃溃疡的首选方法，可以直接观察胃黏膜的情况，了解溃疡的位置、大小和形态。必要时，还可以取活检以鉴别溃疡的性质，排除恶变的可能性。

（2）X 线钡餐检查： 对于不能耐受胃镜检查的患者，可以考虑进行 X 线钡餐检查，通过观察钡剂在胃内分布的情况来发现溃疡。但这种方法不如胃镜直观，对于溃疡的详细评估有限。

（3）幽门螺杆菌检测： 由于感染幽门螺杆菌是胃溃疡的常见病因之一，因此检测是否存在这种细菌感染对于诊断和治疗非常重要。检测方法包括尿素呼气试验、粪便抗原检测、血清学试验等。

（4）粪便隐血检查： 用于检测胃溃疡是否伴有出血，这对于评估溃疡的严重程度和监测治疗效果有帮助。

（5）全血细胞计数检查： 评估患者是否存在贫血，这可能是溃疡慢性出血的结果。

（6）其他检查： 如有必要，医生可能还会建议进行腹部 CT 扫描、血清胃泌素水平测定等，以排除其他可能的疾病或并发症。

综合上述检查结果，医生可以确诊胃溃疡并为患者制订相应的治疗方案。

60 胃溃疡有哪些治疗方法

胃溃疡的治疗通常包括以下几种方法。

（1）药物治疗： 这是胃溃疡治疗的主要方法，包括使用 PPI 如奥美拉唑、兰索拉唑等，以及组胺 2（H_2）受体拮抗剂（如法莫替丁等）来抑制胃酸分泌。此外，对于幽门螺杆菌感染的胃溃疡，还需要进行根除幽门螺杆菌的治疗，通常采用包含两种抗生素（如阿莫西林、克拉霉素）的治疗方案。胃黏膜保护剂，如硫糖铝和铋剂，也可用于保护胃黏膜和促进溃疡愈合。

（2）手术治疗：在药物治疗无效、出现并发症（如大出血、穿孔、幽门梗阻）或高度怀疑癌变的情况下，可能需要进行手术治疗。手术方法包括毕Ⅰ式或毕Ⅱ式胃大部切除术等。

（3）内镜治疗：在出现消化道大出血时，可以通过内镜下止血治疗，如喷洒凝血酶或氩气烧灼等方法。

（4）中医治疗：一些中医治疗方法或中药可能有助于缓解症状，但应在医师指导下使用。

胃溃疡的治疗需要综合考虑患者的具体情况，包括溃疡的大小、位置、病因及患者的整体健康状况。治疗的目标是缓解症状、促进溃疡愈合、预防复发和避免并发症。在治疗过程中，患者应遵循医嘱、定期复查，以确保治疗效果。

61 胃溃疡患者应该如何调整饮食习惯

胃溃疡患者在饮食上应进行适当的调整，以减轻胃部负担并促进溃疡愈合。以下是胃溃疡患者应遵循的饮食原则。

（1）定时、定量：保持规律的饮食习惯，避免长时间空腹或暴饮暴食，建议少食多餐。

（2）**清淡饮食：**选择易消化、温和的食物，如稀饭、面条、豆浆等，避免食用油腻、辛辣、生冷和过硬的食物。

（3）**避免刺激性食物：**辛辣食物（如辣椒、生姜），以及咖啡、浓茶和酒精等都会刺激胃黏膜，应尽量避免。

（4）**减少盐分摄入：**高盐食品（如腌制食品）可能加重胃黏膜损伤，应减少摄入。

（5）**避免不洁食物：**注意饮食卫生，避免食用可能被污染的食物，减少胃肠道感染的风险。

（6）**戒烟、戒酒：**吸烟、饮酒都会对胃黏膜造成刺激，影响溃疡愈合。

（7）**适当增加蛋白质摄入：**适量摄入鱼、瘦肉等富含蛋白质的食物，有助于修复胃黏膜。

（8）**多吃新鲜蔬果：**补充足够的维生素和矿物质，但要注意避免生冷和过硬的蔬果。

（9）**细嚼慢咽：**进食时应细嚼慢咽，以减少胃部负担。

胃溃疡患者应根据个人情况调整饮食习惯，并在医生指导下进行治疗。如果症状持续或加重，应及时就医。

62 胃溃疡患者需要定期复查吗

胃溃疡患者需要定期复查，以监测病情变化及治疗效果。复查有助于及时发现可能存在的并发症或溃疡复发，以便及时调整治疗方案。对于有既往病史的患者，医生会根据患者的症状表现和复查结果来制定后续管理计划。如果患者在复查过程中出现不适、症状加重或其他并发症时，则需提高复查频率。建议患者遵循医嘱调整饮食习惯，避免食用辛辣、刺激性食物，保持规律的生活作息，以减少胃部不适的发生。

63 如何预防胃溃疡复发

为了预防胃溃疡的复发，患者应该采取以下措施。

（1）幽门螺杆菌是胃溃疡的主要致病菌之一，彻底根除幽门螺杆菌可以减少复发的风险。

（2）改善生活习惯，包括戒烟、戒酒、饮食规律、避免过度劳累，并保持良好的心态，减少精神紧张和负面情绪的影响。

（3）合理用药，避免长期服用对胃黏膜有刺激的药物，如非甾体抗炎药，必要时应在医生指导下使用。

（4）定期复查，一般建议每年进行 1 次胃镜检查，以全面了解病情的变化。

此外，患者应该注意饮食卫生，避免过量进食冷饮冷食或辛辣刺激性食物，保持规律的饮食习惯，避免饥饱失度，减少胃部负担。同时，避免使用对胃黏膜有损害的药物，如果必须服用，应配合其他辅助药物或放在饭后服用，以减少对胃的不良影响。通过这些措施，可以有效地预防胃溃疡的复发。

64 胃溃疡患者能食用辛辣食物和饮酒吗

胃溃疡患者在饮食上需要特别注意，以避免刺激胃黏膜和加重病情。辛辣食物（如辣椒、生姜等）会刺激胃黏膜，导致胃溃疡症状加重，因此应尽量避免食用。此外，油腻食物、生冷食物、咖啡与茶、碳酸饮料及高盐食品等都可能对胃黏膜造成刺激，加重溃疡症状，应限制或避免食用。

对于胃溃疡患者来说，饮酒是绝对不推荐的，因为酒精会直接刺激胃黏膜，加重溃疡症状，严重时甚至可能诱发溃疡出血、穿孔等并发症，危及患者生命。即使胃溃疡症状得到缓解，患者也应继续避免饮酒，以防止复发。

综上所述，胃溃疡患者应该遵循清淡、易消化的饮食原则，避免辛辣、油腻、生冷、刺激性食物和酒精的摄入，以促进溃疡愈合并降低复发风险。同时，患者还应保持良好的生活习惯，如定时定量饮食、避免熬夜、减轻压力等，对胃溃疡的恢复也大有裨益。

65 胃溃疡患者可以使用非甾体抗炎药吗

胃溃疡患者在使用非甾体抗炎药时需要特别谨慎，因为这类药物可能会加重胃溃疡症状，导致胃黏膜损伤，甚至引发严重的并发症，如出血或穿孔。因此，胃溃疡患者应尽量避免使用非甾体抗炎药，如果必须使用，应遵循医生的指导，并采取相应预防措施，如使用最低有效剂量、选择对胃肠道损害较小的非甾体抗炎药（如选择性 COX-2 抑制剂），同时可能还需要联合使用质子泵抑制剂（PPI）或 H_2 受体拮抗剂来预防溃疡的发生或复发。此外，如果患者检测出幽门螺杆菌阳性，应进行根除治疗，以减少溃疡复发的风险。在某些情况下，如果患者因病情需要长期服用非甾体抗炎药，可能需要医生进行密切监测并采取额外的胃肠道保护措施。

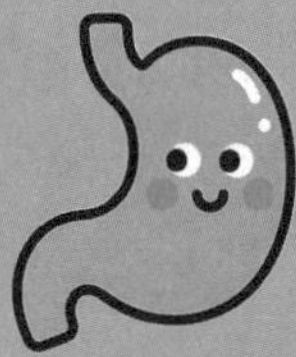

第六章

关于胃食管反流病你需要了解的那些事

66 什么是胃食管反流病

胃食管反流病是胃内容物反流入食管引起的症状和/或并发症，包括反酸、烧心等症状，并且反流物可到达咽喉部及口腔，引起食管外症状。胃食管反流病的治疗通常包括改变生活方式和药物治疗。生活方式的改变，如减轻体重、抬高床头、戒烟戒酒，以及避免食用可能诱发胃食管反流症状的食物，这些是治疗的基础。药物治疗通常首选质子泵抑制剂（PPI），如奥美拉唑、兰索拉唑等，疗程至少8周。对于症状控制不佳或不能耐受长期药物治疗的患者，可能需要考虑进行手术治疗。此外，还可以使用H_2受体拮抗剂、抗酸药和促胃肠动力药等作为辅助治疗。

67 胃食管反流病的常见症状有哪些

胃食管反流病的常见症状包括烧心和反酸，烧心是指胸骨后或剑突下区域的烧灼感，通常在餐后1小时出现，可能在卧位、弯腰或腹压增高时加重；反酸则是指胃内容物有酸味或仅为酸水时涌入咽部或口腔的感觉。其他症状可能包括胸痛、上腹痛、上腹部烧灼感及嗳气等。食管外症状还可能涉及口腔、咽喉、气道等，表现为慢性咳嗽、哮喘、咽喉炎、声嘶及牙蚀症等。在严重的情况下，胃食管反流病可能导致吞咽困难、食管狭窄或出血。这些症状的严重程度和表现形式因人而异，可能与胃酸反流的频率、量以及个体对反流的敏感性有关。

68 哪些因素可能增加患胃食管反流病的风险

胃食管反流病的风险因素较为多样，包括年龄、性别、肥胖、吸烟、饮酒，以及使用非甾体抗炎药、社会因素、心理因素和遗传因素等。年龄增长与胃食管反流病的风险增加有关，老年人的食管下括约肌功能可能减弱，导致胃内容物更易反流。男性患者的比例通常高于女性。肥胖是胃食管反流病的一个重要危险因素，因为它可以增加腹压，削弱食管下括约肌的功能。吸烟和饮酒会刺激胃酸分泌，降低食管下括约肌的压力，从而增加患胃食管反流病的风险。长期使用非甾体抗炎药等药物可能损害胃黏膜，增加发生胃酸反流的可能。社会和心理因素（如压力和焦虑），也可能与胃食管反流病的发生有关。遗传因素在某些情况下也可能影响个体对胃食管反流病的易感性。因此，为了降低胃食管反流病的风险，建议采取健康的生活方式，包括维持适当的体重、戒烟、戒酒、合理饮食和减少压力。

69 胃食管反流病与胃灼热有哪些区别

胃食管反流病与普通胃灼热的主要区别在于症状发生的频率和严重程度。胃食管反流病是一种疾病，其特征是胃内容物（包括胃酸和可能的胆汁）反流到食管，引起症状和/或并发症，包括烧心、反流、吞咽困难、食管炎、食管狭窄，甚至巴雷特食管或食管癌。而胃灼热是一种偶尔发生的症状，通常是由于饮食不当或某些生活习惯引起的，比如食用辛辣或油腻食物、饮酒、吸烟等，它可能不伴有胃食管反流病的其他症状或并发症。

胃食管反流病的诊断通常基于症状发生的频率和严重性，以及对质子泵抑制剂的反应。如果症状持续或对治疗无反应，患者可能需要进行内镜检查或其他诊断测试。治疗胃食管反流病通常包括生活方式的改变、药物治疗，有时甚至需要手术干预。与之相比，胃灼热患者可能只需要短期的调整饮食和生活习惯，或者偶尔使用抗酸药物即可缓解。

综上所述，胃食管反流病是一种需要长期管理，并且可能需要医疗干预的慢性疾病。而胃灼热只是一种自限性症状，通常不会导致患者出现严重的健康问题。

70 胃食管反流病需要通过哪些检查来确诊

胃食管反流病的确诊需要综合考虑患者症状，以及内镜检查、功能检查的结果。首先，患者的症状如烧心和反流是诊断胃食管反流病的重要线索。内镜检查可以观察患者食管黏膜的情况，如是否存在食管炎或巴雷特食管等。此外，食管功能检查，包括食管高分辨率测压和食管 24 小时 pH 监测或阻抗 pH 监测，能够提供食管动力和酸反流的客观证据。这些检查有助于区分胃食管反流病与其他具有相似症状的疾病（如功能性烧心或食管动力性疾病）。在某些情况下，如果症状不典型或内镜检查结果阴性，可能还需要进行食管黏膜活检以排除其他病变。综合这些检查结果，医生可以更准确地诊断胃食管反流病并制定相应的治疗计划。

71 胃食管反流病和胃溃疡有什么关系

胃食管反流病与胃溃疡虽然都是上消化道疾病，但它们会表现出不同的症状。胃食管反流病主要是由于胃内容物反流到食管引起的症状和/或并发症，其典型症状包括烧心和反流。而胃溃疡则是指胃黏膜发生局部缺损，形成溃疡，常表现为餐后疼痛、饥饿痛或夜间痛。两者之间的关系在于，某些情况下，如胃溃疡患者同时存在胃食管反流，可能会加剧胃溃疡的症状，因为反流的胃酸可能会进一步刺激和损害胃黏膜。然而，胃食管反流病通常不会直接导致胃溃疡，两者的治疗策略也有所不同。胃溃疡的治疗侧重于减少胃酸分泌和保护胃黏膜，而胃食管反流病的治疗则更侧重于控制反流症状和修复食管损伤。

72 胃食管反流病患者如何通过饮食调整缓解症状

胃食管反流病患者要想通过饮食调整来缓解症状，首先应该避免摄入那些可能加重症状的食物和饮料。根据《默沙东诊疗手册大众版》的建议，以下是一些胃食管反流病患者应该避免摄入的食物和饮品。

（1）避免摄入辛辣、刺激性食物，如辣椒、大蒜、洋葱等，它们可能刺激胃酸过度分泌，增加胃的消化负担。

（2）减少或避免摄入油腻、高脂肪性食物，因为它们可能会降低食管下括约肌的压力，促使胃酸反流。

（3）避免饮用酒精和含咖啡因的饮料，它们可能会增加胃酸分泌，加重症状。

（4）避免饮用碳酸饮料和牛奶，因为它们可能增加胃部酸度和导致食管下括约肌松弛，从而引发反流。

除了避免上述食物和饮料，还可以采取以下措施来缓解胃食管反流病症状。

（1）维持正常体重，因为肥胖可能增加腹压，导致胃酸反流。

（2）餐后保持直立姿势，避免立即躺下，以减少反流的机会。

（3）睡前 2~3 小时不要进食，以减少夜间反流的风险。

（4）提高床头的高度在 15~20cm，有助于减少夜间反流。

通过这些饮食和生活方式的调整，许多胃食管反流病患者可以有效地控制症状，减少对药物的依赖。然而，如果症状持续或加重，应及时咨询医生，以便获得适当的诊断和治疗。

73 所有胃食管反流病患者都需要进行手术治疗吗

胃食管反流病患者的手术治疗主要是抗反流手术，其中包括腹腔镜下胃底折叠术，这是一种通过腹腔镜进行的手术，通过在胃与食管的连接处创建一个“折叠”来增强下食管括约肌的功能，减少反流。手术适用于那些药物治疗无效或不愿意长期服用药物的患者。然而，并非所有胃食管反流病患者都需要进行手术治疗。大多数情况下，胃食管反流病可以通过药物治疗和生活方式的改变得到有效控制。手术治疗通常是患者在药物和其他治疗手段无效时的最后选择。在考虑手术之前，医生会对患者进行全面评估，包括症状的严重程度、食管损伤的情况以及患者的整体健康状况。因此，是否进行手术需要根据患者的具体情况和医生的专业建议来决定。

74 患胃食管反流病会导致胃癌吗

胃食管反流病通常不会导致胃癌。胃食管反流病的主要特征是胃内容物反流到食管，引起烧心、反酸等症状，以及可能的并发症如食管炎、食管狭窄和巴雷特食管。虽然患胃食管反流病与食管腺癌的患病风险增加有关，尤其是当存在巴雷特食管这种并发症时，但这并不等同于胃癌。胃癌的风险因素包括幽门螺杆菌感染、长期食用高盐和腌制食品、吸烟和家族史等，与胃食管反流病不同。因此，胃食管反流病患者应遵循医生的建议，进行适当的治疗和生活方式调整，以控制症状并减少并发症的风险。

75 胃食管反流病患者需要定期进行胃镜检查吗

胃食管反流病患者是否需要定期进行胃镜检查取决于他们的具体症状和治疗反应。对于有典型胃食管反流病症状的患者，如果症状对质子泵抑制剂治疗反应良好，可能不需要立即进行胃镜检查。然而，如果症状持续或对治疗无反应，或者有报警症状（如吞咽困难、体重下降、呕血或黑便），则应进行胃镜检查以排除其他可能的疾病，如食管癌或巴雷特食管。此外，对于已经诊断为胃食管反流病的患者，如果症状反复发作或有并发症风险，医生可能会建议定期进行胃镜检查以监测食管黏膜的状况。对于胃食管反流病的治疗，除了药物治疗，还包括生活方式的调整，如避免辛辣食物、减少脂肪摄入、戒烟和限酒等。在某些情况下，如果药物治疗效果不佳，可能还需要考虑进行内镜治疗或手术治疗。

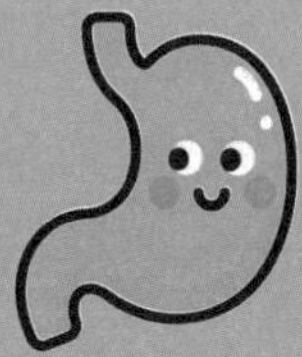

第七章

关于胃炎你需要了解的那些事

76 什么是胃炎

胃炎是胃黏膜发炎的一种常见疾病，它可能由多种原因引起，包括细菌感染、药物反应、酒精摄入及自身免疫性疾病等。胃炎可以根据其病程、病因和病理特点被分为不同的类型。

（1）急性胃炎： 通常有明确的病因，如药物（尤其是非甾体抗炎药）、酒精、感染（如细菌或病毒）、严重应激（如重大手术或创伤后）。急性胃炎的症状可能包括上腹部疼痛、恶心、呕吐和食欲下降。

（2）慢性胃炎： 是一种长期存在的胃黏膜炎症，可能由多种因素引起。

1）幽门螺杆菌感染：这是一种细菌，可以在胃黏膜中生存并引起慢性炎症。

2）自身免疫性胃炎：身体自身的免疫系统攻击胃黏膜，导致炎症和损伤。

3）药物相关性胃炎：长期服用某些药物（如非甾体抗炎药），可能导致慢性胃炎。

4）其他：根据胃炎的病理特点，还可以进一步分类。

◆ 浅表性胃炎：炎症局限于胃黏膜的表层。

◆ 萎缩性胃炎：炎症导致胃黏膜的腺体萎缩，减少或消失。

◆ 肥厚性胃炎：胃黏膜出现增厚，可能伴有黏膜下层的纤维化。

（3）特殊类型的胃炎

1）腐蚀性胃炎：由于吞食强酸或强碱等腐蚀性物质引起的

胃炎。

2）放射性胃炎：由于放射治疗引起的胃黏膜损伤。

不同类型胃炎的治疗方法可能不同，包括抗菌治疗、抑酸药物、保护胃黏膜的药物、调整饮食习惯和生活方式等。对于胃炎的确切诊断和治疗，应由医生根据患者的具体情况进行评估和指导。

77 急性胃炎和慢性胃炎有哪些区别

急性胃炎和慢性胃炎的主要区别在于病程、病因、症状和治疗方式。急性胃炎通常发病急，病程较短，常由药物（如非甾体抗炎药）、酒精、感染或严重应激反应引起，症状包括突发的上腹痛、恶心、呕吐，治疗通常在去除病因后迅速缓解。慢性胃炎则是一种长期疾病，可能由幽门螺杆菌感染、自身免疫反应、长期不良饮食习惯或药物影响引起，症状可能包括持续性上腹疼痛、饱胀、消化不良等，治疗需要长期管理，包括抗菌治疗、抑酸药物和生活方式调整。慢性胃炎如果治疗不适当，可能会导致胃黏膜的持续炎症和损伤，增加并发症的风险。

78 慢性萎缩性胃炎和慢性非萎缩性胃炎有何不同

慢性萎缩性胃炎和慢性非萎缩性胃炎是慢性胃炎的两种类型，它们在病理特征和临床表现上有所不同。

慢性萎缩性胃炎是一种胃黏膜变薄、胃腺中特化细胞减少以及上皮细胞类型改变（即化生）的慢性胃炎。这种类型的胃炎可能会伴有胃酸和胃蛋白酶生成减少或缺失，以及内因子丢失，有时可能会进展为恶性贫血。慢性萎缩性胃炎的确诊主要依赖于内镜检查和胃黏膜组织学检查，尤其是后者的诊断价值更大。治疗上，除了针对症状的治疗，患者还需注意可能的癌前病变，如肠化生和异型增生，并进行定期监测。

慢性非萎缩性胃炎，又称为慢性浅表性胃炎，其特点是胃黏膜有炎症，但没有出现萎缩的情况。这种类型的胃炎通常与幽门螺杆菌感染有关，也可能与胆汁反流、长期服用非甾体抗炎药等因素有关。大多数慢性非萎缩性胃炎患者可能没有任何症状，或者表现为非特异性的消化不良症状，如上腹痛、胀气、早饱等。治疗上，主要是缓解症状和根除幽门螺杆菌，改善胃黏膜炎症。

综上所述，慢性萎缩性胃炎患者可能需要更密切的监测和不同的治疗策略，因为该病症可能与更严重的病理变化有关。而慢性非萎缩性胃炎患者通常症状较轻，治疗也相对简单。两种类型的胃炎都需要根据患者的具体情况和医生的建议进行适当的治疗和管理。

79 患慢性胃炎一定会发展为胃癌吗

慢性胃炎并不一定会发展为胃癌。根据研究数据，慢性胃炎的年癌变率约为 0.1%，也就是说，每年 1 000 位慢性胃炎患者中，可能有 1 位患者发展为胃癌。然而，这个数字并不能决定每位患者的未来，了解这一背景可以帮助我们消除不必要的恐慌。

慢性胃炎通常分为两大类：慢性萎缩性胃炎和慢性非萎缩性胃炎。慢性萎缩性胃炎是指胃黏膜变薄，胃腺数量减少，并伴有肠上皮化生的情况，这被认为是胃癌的癌前状态。而慢性非萎缩性胃炎则是指胃黏膜没有发生萎缩性变化的慢性炎症。

尽管慢性萎缩性胃炎患者有更高的胃癌风险，但并非所有患者都会发展成胃癌。胃癌的发生通常经历几个阶段：慢性非萎缩性胃炎→慢性萎缩性胃炎→胃黏膜肠上皮化生→低级别上皮内瘤变→高级别上皮内瘤变→胃癌。这个过程可能需要十几年甚至几十年的时间，并且只要在早期进行有效的干预，就可以降低癌变的风险。

因此，对于慢性胃炎患者来说，一定要遵循医生的建议，进行规范治疗，改善生活习惯，定期进行胃镜检查和病理组织学检查，以及及时根除幽门螺杆菌感染。这些措施有助于控制病情发展，降低胃癌的风险。

80 慢性胃炎患者需要长期服用药物吗

是否需要长期服用药物治疗取决于慢性胃炎患者的具体情况。一般来说，慢性胃炎的治疗目标是缓解症状、控制炎症、预防并发症，并尽可能地去除病因。治疗方法包括以下几种。

（1）**使用抑酸药物**：如质子泵抑制剂（PPI）和 H_2 受体拮抗剂，用于减少胃酸分泌，帮助胃黏膜愈合。

（2）**使用胃黏膜保护剂**：如硫糖铝和铋剂，用于保护胃黏膜，促进受损黏膜的修复。

（3）**使用促动力药物**：如多潘立酮和莫沙必利，用于改善胃肠动力，减少胆汁反流。

（4）**根除幽门螺杆菌**：如果检测出幽门螺杆菌感染，需要进行抗菌治疗。

（5）**调整饮食习惯**：避免刺激性食物，减少饮食对胃的负担。

（6）**生活方式的改变**：如戒烟、限酒、减少压力等。

对于无症状或症状轻微的慢性非萎缩性胃炎患者，可能不需要长期服药，通过调整生活方式和饮食习惯即可控制病情。而对于症状明显或有并发症风险的患者，可能需要较长时间的药物治疗，并定期复查以评估治疗效果和调整治疗方案。重要的是，患者应在医生的指导下进行治疗，不要自行长期服用药物，以免出现不良反应或掩盖病情。

81 慢性胃炎患者可以被完全治愈吗

慢性胃炎患者能否被完全治愈取决于其胃炎类型和病因。大多数慢性胃炎患者，特别是慢性非萎缩性胃炎患者，通过调整饮食生活习惯和/或药物治疗，症状可以得到缓解甚至完全消失。然而，由于胃肠道疾病容易受到饮食、生活习惯和环境的影响，如果治愈后不注意饮食和生活方式的改变，或者忽视不良因素对人体的影响，可能会复发。

慢性萎缩性胃炎作为胃癌的癌前疾病，其治疗和预后可能更为复杂。如果得到及时和适当的治疗，部分患者的胃黏膜萎缩可以得到改善或逆转，但这需要长期管理和监测。治疗策略包括根除幽门螺杆菌（如果存在）、使用抑酸药物、改善饮食习惯及减少烟酒等不良刺激，并定期进行内镜检查和病理监测。

综上所述，慢性胃炎的治疗目标是控制症状、改善胃黏膜状况、预防并发症，并尽可能地降低胃癌的风险。患者应在医生的指导下进行治疗和定期随访。

82 慢性胃炎患者需要遵循特别的饮食计划吗

慢性胃炎患者确实需要遵循特别的饮食计划，以减轻症状并促进胃部健康。以下是一些饮食建议。

（1）清淡、易消化食物：推荐食用如软面条、米粥、豆浆等，这些食物易于消化，不会增加胃肠负担。

（2）避免刺激性食物：应避免食用辛辣、油腻和硬质食物（如辣椒、洋葱、油炸食品等），这些食物可能刺激胃黏膜，加重症状。

（3）少食多餐：采取一日多餐的方式，每餐少量，以减少胃部负担。

（4）摄入富含优质蛋白和维生素的食物：推荐食用富含优质蛋白的食物（如鱼虾、瘦肉、蛋类和豆制品），以及富含维生素的蔬菜和水果，有助于胃黏膜修复。

（5）细嚼慢咽：进食时应充分咀嚼，以帮助消化并减少胃部负担。

（6）避免过冷、过热、过甜、过咸的食物：这些食物可能刺激胃黏膜，不利于胃炎康复。

（7）营养平衡：保持饮食多样化，确保摄入足够的营养素。

（8）科学烹调：选择蒸、煮、炖等温和的烹调方式，避免油炸和烧烤。

（9）避免不新鲜食物：确保食物新鲜，避免食用可能被污染的食物。

慢性胃炎患者应根据自身病情和医生建议调整饮食习惯，以促进胃部健康。

83 慢性胃炎患者需要避免食用辛辣食物吗

慢性胃炎患者通常需要避免食用辛辣食物，因为这些食物可能刺激胃黏膜，加重炎症。辛辣食物包括辣椒、胡椒、洋葱及大蒜等。然而，饮食习惯和个体差异也会影响对辛辣食物的耐受性。例如，长期习惯于食用辛辣食物的人可能对这些食物有更好的耐受性，而那些不常吃辣或胃黏膜较为敏感的人则应避免辛辣食物。

除了辛辣食物，慢性胃炎患者还应避免其他可能刺激胃黏膜的食物和饮料，如酒精、咖啡、碳酸饮料、油炸食品和过冷、过热的食物。建议采取温和、易消化的饮食（如稀饭、煮熟的蔬菜和水果），以及富含蛋白质的食物（如瘦肉、鱼类和豆制品）。同时，患者应细嚼慢咽，避免暴饮暴食，以减少胃部负担。

综上所述，慢性胃炎患者的饮食应遵循温和、易消化、营养丰富的原则，避免刺激性食物，以帮助胃部炎症的恢复。同时，患者还应保持良好的生活习惯（如规律饮食、适量运动和充足睡眠），也对胃部健康至关重要。如果症状持续或加重，应及时就医。

84 慢性胃炎患者需要定期进行胃镜检查吗

慢性胃炎患者是否需要定期进行胃镜检查取决于具体的病情。对于慢性浅表性胃炎患者，如果症状轻微或无症状，可能不需要频繁进行胃镜复查，一般3~5年检查1次即可。而对于慢性萎缩性胃炎患者，尤其是伴有肠化生或异型增生的情况，建议每年进行1次胃镜复查，以监测病情的变化和预防可能的癌变。对于伴有低级别上皮内瘤变的患者，根据胃镜和临床情况可能需要每3~6个月复查1次。

重要的是，患者应遵循医生的建议，根据个人病情和风险因素来安排胃镜检查的频率。如果有任何疑问或不适，应及时就医。

85 胃炎和胃溃疡有哪些区别

胃炎和胃溃疡是两种不同的胃部疾病，它们的主要区别在于病变的性质和严重程度。胃炎是胃黏膜的炎症反应，可以是急性或慢性，涉及全胃或胃的某一部分，症状可能包括上腹部不适、疼痛、胀气及早饱等。它可能由多种因素引起，如幽门螺杆菌感染、长期使用非甾体抗炎药、饮酒及压力大等。胃溃疡则是胃黏膜上形成的一个或多个开放性溃疡，通常与胃黏膜的防御机制受损和胃酸的侵蚀作用有关，主要症状包括饭后疼痛、饥饿痛、夜间痛，且疼痛可能在进食后缓解。胃溃疡的治疗通常需要更积极的抑酸措施和针对幽门螺杆菌的根除治疗。两者都可以通过胃镜检查进行诊断，但胃溃疡可能需要更密切的监测和治疗，以防止并发症（如出血或穿孔）。

86 胃炎与幽门螺杆菌感染有何关系

幽门螺杆菌感染与慢性胃炎有着密切的关系。幽门螺杆菌是一种能够在胃黏膜中生存的细菌，它通过产生尿素酶和其他毒素来损伤胃黏膜，引起炎症反应。这种感染是慢性胃炎的主要病因之一，特别是在发展中国家，幽门螺杆菌感染率较高，与之相关的慢性胃炎发病率也相应较高。幽门螺杆菌感染不仅与慢性胃炎有关，还与消化性溃疡、胃癌等疾病的发生有着密切的联系。因此，对于幽门螺杆菌阳性的慢性胃炎患者，通常推荐进行抗菌治疗以根除细菌，减少炎症和预防可能的并发症。

值得注意的是，幽门螺杆菌感染并不一定会直接导致胃癌，但它是一个重要的风险因素。根除幽门螺杆菌可以降低胃癌的风险，并且对于已经存在胃炎或其他胃部病变的患者来说，根除治疗尤为重要。此外，幽门螺杆菌的传播途径主要是通过食物和水的污染及人与人之间的密切接触。因此，保持良好的个人卫生习惯是预防感染的关键。

87 胃炎需要通过哪些检查来确诊

胃炎的确诊通常需要以下几种检查。

（1）**胃镜检查**：这是诊断胃炎最常用、最可靠的方法。通过胃镜检查，医生可以直接观察食管、胃和十二指肠内部情况，检查胃黏膜是否有炎症表现，如充血、水肿、糜烂等，并可在直视下取可疑黏膜进行活组织病理学检查。

（2）幽门螺杆菌检测：幽门螺杆菌感染是慢性胃炎的主要病因，可以通过呼气试验、血清学检测、粪便抗原检测等非侵入性方法进行。如果需要，还可以在胃镜检查时通过快速尿素酶试验进行检测。

（3）影像学检查：如 X 线钡餐检查，可以用于排除消化性溃疡和胃癌等疾病，但不如胃镜检查直观和准确。

（4）实验室检查：包括血常规、大便潜血试验等，有助于评估患者的一般健康状况和是否存在消化道出血。

（5）病理活检：在胃镜检查中，对疑似病变部位进行活检，是确诊慢性胃炎，尤其是萎缩性胃炎的最可靠方法。

（6）其他检查：如胃蛋白酶原检测、血清胃泌素浓度测定等，有助于评估胃黏膜的功能状态。

根据患者的具体症状和体征，医生会选择合适的检查方法。如果出现上腹不适、疼痛或恶心等症状时，应及时就医，并根据医生建议进行相应的检查。

88 胃炎和胃癌之间有何联系

胃炎和胃癌虽然都是胃部疾病，但它们之间存在明显的区别。胃炎是胃黏膜的炎症，通常分为急性和慢性两种，而胃癌则是胃黏膜细胞的恶性增殖。慢性胃炎，特别是慢性萎缩性胃炎，被认为是胃癌的癌前状态。长期的炎症可能导致胃黏膜细胞的 DNA 损伤和修复机制的紊乱，从而增加胃癌的风险。然而，并非所有的胃炎都会发展成胃癌，这一过程可能涉及幽门螺杆菌感染、遗传因素、不良饮食习惯等多种因素。

幽门螺杆菌感染是慢性胃炎的主要病因之一，也是世界卫生组织认定的胃癌的Ⅰ类致癌原。根除幽门螺杆菌可以改善胃黏膜炎症，延缓或部分逆转胃黏膜萎缩，从而降低胃癌的风险。此外，定期进行胃镜检查是发现和监测胃炎及胃癌的重要手段，尤其对于有胃炎病史的患者，建议定期进行胃镜检查。

在日常生活中，保持健康的饮食习惯，如避免高盐、高脂、腌制食品，多吃新鲜蔬菜和水果，以及戒烟、限酒，都有助于预防胃炎和胃癌的发生。对于胃炎患者，及时治疗和调整生活方式是防止病情恶化的关键。而对于胃癌患者，早期发现和治疗至关重要，因为胃癌的预后与诊断时的分期密切相关。

综上所述，胃炎可能增加患胃癌的风险，但并非必然导致胃癌。通过健康的生活方式、定期体检和适当的医疗干预，可以有效降低胃癌的发生风险。

89 如何通过饮食调整来预防和缓解胃炎

通过饮食调整来预防和缓解胃炎，可以采取以下措施。

（1）**均衡饮食**：保证饮食均衡，多吃富含维生素和矿物质的新鲜蔬菜和水果，以及富含膳食纤维的食物。

（2）清淡、易消化饮食：选择易消化的食物，如瘦肉、鱼肉、蛋白质丰富的豆制品和全谷物，避免油腻、生冷和硬质食物。

（3）少食多餐：采取少食多餐的方式，避免一次性吃太多，以减少胃部负担。

（4）低脂饮食：减少高脂肪食物的摄入，因为高脂肪食物可能延缓胃排空，刺激胃酸分泌。

（5）避免刺激性食物：辛辣、过酸、过甜的食物可能会刺激胃黏膜，应适量减少摄入。

（6）戒烟、限酒：烟草和酒精都会刺激胃黏膜，增加胃炎的风险，应戒烟和限制酒精摄入。

（7）适量饮水：每天保证充足的水分摄入，但避免在餐中或餐后立即大量饮水，这可能会稀释胃酸，影响消化。

（8）避免过度加工食品：减少加工肉类、腌制食品和含有添加剂的食品摄入，因为这些食品可能含有硝酸盐和亚硝酸盐，对胃黏膜有潜在的刺激作用。

（9）细嚼慢咽：进食时应细嚼慢咽，这有助于食物充分与唾液混合，减轻胃部负担。

综上所述，每个人的体质和对食物的反应不同，应根据个人情况调整饮食习惯。如果胃炎症状持续或加重，应及时就医。

90 慢性萎缩性胃炎患者需要定期进行哪些检查

慢性萎缩性胃炎患者需要定期进行的检查，主要包括胃镜检查及活检、幽门螺杆菌检测、血清胃泌素测定及免疫学检查等。胃镜检查及活检是确诊慢性萎缩性胃炎的金标准，通过胃镜可以直接观察胃黏膜的情况，并在可疑部位进行活检，以评估胃黏膜的炎症程度和是否有肠上皮化生或异型增生等癌前病变。幽门螺杆菌检测有助于确定是否需要进行抗菌治疗。血清胃泌素测定和免疫学检查有助于评估胃黏膜的功能状态和自身免疫情况。根据病情的严重程度，可能需要每隔 6 个月到 2 年进行 1 次胃镜检查。

91 慢性萎缩性胃炎的预防措施有哪些

预防措施主要包括以下几种。

（1）根除幽门螺杆菌，以降低炎症和癌变风险。

（2）改善饮食习惯，避免食用高盐、高脂、腌制食品，多吃新鲜蔬菜和水果。

（3）戒烟、限酒，减少对胃黏膜的刺激。

（4）减少压力，保持良好的心态，有助于胃部疾病的康复。

（5）定期进行胃镜检查，特别对于有癌前病变的患者，以监测病情变化。

（6）合理用药，避免长期使用对胃黏膜有损害的药物（如非甾体抗炎药等）。

（7）饮食规律，避免食用过冷、过硬、过烫的食物，以及油炸和刺激性食物。

（8）适量运动，增强身体免疫力。

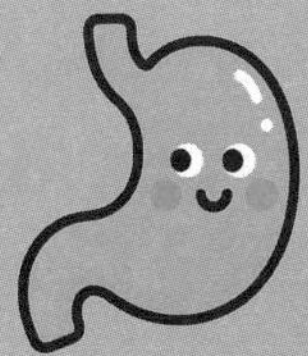

第八章

在日常生活中如何预防胃部疾病

92 为什么说早餐对胃部健康特别重要

早餐对胃部健康特别重要。因为早餐有助于唤醒经过整夜休息的消化系统，促进胃肠道的正常蠕动和胃酸分泌，从而维持消化系统的健康。经过一夜的空腹状态，胃中的胃酸浓度较高，吃早餐可以中和部分胃酸，保护胃黏膜，减少胃炎、胃溃疡等胃部疾病的患病风险。此外，早餐提供的能量和营养素对于维持上午的体力和脑力活动至关重要，有助于提高工作效率和学习能力。良好、规律的早餐习惯还有助于维持血糖稳定，避免因饥饿感而导致的暴饮、暴食，对于控制体重和改善整体健康状况都有积极作用。因此，无论从营养还是从健康的角度来看，早餐都是一天中不可或缺的一餐。

93 空腹喝咖啡对胃有哪些影响

空腹喝咖啡对胃的影响主要体现在它可能刺激胃酸分泌，对于没有胃病的普通人群，偶尔空腹饮用少量咖啡可能不会造成明显不适。然而，对于胃炎、胃溃疡等胃部疾病患者，空腹喝咖啡可能会加重症状。咖啡因是咖啡中的主要成分，它能刺激胃酸分泌，如果胃中没有食物来中和这些增加的胃酸，可能会导致胃痛或不适。此外，咖啡因还可能导致食管括约肌松弛，从而加重胃酸反流的发生。

尽管有观点认为咖啡可能与胃溃疡或十二指肠溃疡有关，但现有的研究并没有证实喝咖啡会导致这些疾病。实际上，胃溃疡或十二指肠溃疡的发生与幽门螺杆菌感染、吸烟等因素更为相关。因此，对于大多数人来说，适量饮用咖啡并不会直接导致胃病，但应根据个人的健康状况和耐受性来决定是否空腹饮用以及饮用的量。

总的来说，如果你没有胃部疾病，空腹喝咖啡可能不会对你造成太大影响，但如果你有胃部疾病，或者对咖啡比较敏感，最好避免空腹饮用，或者减少咖啡的摄入量。如果你在饮用咖啡后感到不适，应该考虑调整你的饮用习惯或咨询医生。

94 哪些常见胃药需要在特定时间服用

一些常见的胃药需要在特定的时间服用，以确保疗效和减少不良反应。以下是一些胃药的推荐服用时间。

（1）促胃动力药：如多潘立酮、莫沙必利等，通常建议在餐前半小时服用。

（2）抗酸药：如氢氧化铝、氧化镁等，一般建议在餐前半小时或胃痛发作时服用。

（3）抑酸药

1）H_2受体拮抗剂：如西咪替丁、雷尼替丁、法莫替丁，建议在餐后或睡前服用。

2）质子泵抑制剂：如奥美拉唑、兰索拉唑、泮托拉唑、雷贝拉唑及埃索美拉唑，由于食物可能干扰其吸收，建议在晨起或睡前空腹状态下服用。

（4）抗幽门螺杆菌药：通常需要联合用药，包括质子泵抑制剂、铋剂和抗菌药物。质子泵抑制剂和铋剂通常在餐前服用，而某些抗菌药物（如阿莫西林）建议在餐前、餐时、餐后服用，克拉霉素则建议在餐前空腹服用效果最佳。

（5）胃黏膜保护药：如硫糖铝、胶体铋等，建议在餐前或两餐之间服用，以确保药物与胃黏膜充分接触。

请注意，这些建议是基于一般情况，具体服用时间应遵循医生的指导，因为不同的患者和病情可能需要个性化的治疗方案。同时，服用胃药时还应注意可能发生的药物相互作用和不良反应。

95 胃不好的人可以吃辣吗

胃不好的人是否可以吃辣，这个问题的答案并不是绝对的。吃辣并不一定就会损伤胃肠道黏膜，而且辣椒富含的辣椒素还有一定的抗癌和防癌作用。人体胃肠道黏膜具有自我修复能力，川渝地区民众的吃辣习惯是从小养成的，黏膜的适应和修复能力更强；而不习惯吃辣，或是长期不吃辣的人，胃肠道黏膜一旦接触到辛辣食品，就可能感受到比较强的刺激，甚至会损伤胃黏膜。

此外，有研究表明，少量摄入辣椒素可以增加胃黏膜的血流量，刺激胃黏膜合成和释放前列腺素，有助于胃黏膜的修复；并且能够阻挡有害物质对胃黏膜的损伤。但是，如果已经患有胃肠疾病，不加以节制地食辣过多，则会刺激胃肠黏膜，尤其刺激糜烂、溃疡面，不利于胃肠黏膜的愈合。

综上所述，对于胃不好的人，适量食用辣椒可能不会对胃造成太大影响，甚至可能有益，但需避免过量食用，特别是对于已经有胃部疾病的人，应该更加谨慎。如果吃辣后感到不适，应该减少或避免食用，并咨询医生的建议。同时，保持良好的饮食习惯和生活方式，如规律饮食、适量运动、戒烟限酒等，对于胃部健康同样重要。

96 胃不好的人如何安全地享受节日大餐

胃不好的人在享受节日大餐时应该注意以下几点以保护胃健康。

（1）**控制食量**：避免过量进食，尤其是高脂肪、油腻或辛辣的食物，它们可能加重胃部负担。

（2）**选择易消化食物**：优先选择容易消化的食物（如瘦肉、鱼肉、蔬菜和水果），避免油炸和高纤维食物。

（3）**注意饮食时间**：尽量选择在白天进食丰盛的餐食，避免在晚上或睡前吃大餐，以减少胃灼热和消化不良的风险。

（4）**避免刺激性食物**：减少咖啡、巧克力、酒精和碳酸饮料的摄入，因为它们可能引起胃酸分泌过多和胃灼热。

（5）预先服用抗酸药：如果有必要，可以在进食前预先服用抗酸药或抑酸药，如奥美拉唑，以减轻症状，但不应成为暴饮暴食的借口。

（6）保持良好的生活习惯：保持规律的作息时间，避免熬夜和压力过大，因为焦虑和压力会对胃肠道症状造成重大影响。

（7）适当运动：饭后适当散步可以帮助消化，但应避免剧烈运动或饭后立即运动。

（8）保持愉快的心情：节日期间的聚会和活动应该保持轻松愉快的氛围，避免情绪激动或过度紧张。

（9）注意饮食卫生：确保食物新鲜，避免食用不洁或变质的食物，减少胃肠道疾病的发生。

通过上述措施，即使胃不好的人也可以在节日期间享受美食，同时减少胃部不适的风险。如果出现胃部不适，应及时就医。

97 为什么说保持良好的口腔卫生对胃部健康很重要

保持良好的口腔卫生对胃部健康至关重要，原因如下。

（1）预防幽门螺杆菌感染：幽门螺杆菌是导致胃炎、胃溃疡甚至胃癌的常见原因。这种细菌不仅存在于胃中，也可能隐藏在口腔的牙菌斑和唾液中。如果口腔中的幽门螺杆菌没有得到有效控制，即使胃部的感染得到了治疗，口腔中的细菌也可能再次感染胃部，导致胃部疾病复发或难以根治。

（2）减少细菌传播：口腔是消化系统的起始端，口腔卫生不良可能导致细菌通过吞咽动作进入胃部，增加胃部感染的风险。

（3）促进整体健康：口腔健康是全身健康的重要组成部分。口腔疾病与多种全身性疾病的发生发展有关，如心血管疾病、糖尿病等。通过保持良好的口腔卫生，可以减少这些全身性疾病的风险，从而间接保护胃部健康。

98 患胃部疾病会导致口臭吗

患胃病确实可能导致口臭。口臭的原因多种多样，但主要可以分为口源性和非口源性两大类。大多数的口臭（80%~90%）是由口腔问题引起的，比如牙龈炎、牙周炎、龋齿等口腔疾病，或者是由于口腔卫生状况不佳，细菌在口腔内分解食物残渣和细胞碎片产生的挥发性硫化物所致。

然而，也有少部分的口臭是非口源性的，可能与消化系统的问题有关。例如，胃食管反流病患者可能会经历胃酸和消化物反流到食管和口腔，这不仅可能导致口腔内的异味，还可能引起牙齿腐蚀等问题。此外，某些胃部疾病，如幽门螺杆菌感染，也可能导致口臭，因为这种细菌可以产生臭味的化合物。

如果胃部疾病患者出现了口臭，建议首先咨询医生以确定口臭的具体原因。治疗可能包括改善口腔卫生，使用抗菌漱口水，治疗任何潜在的胃部疾病，以及调整饮食习惯。例如，减少辛辣和油腻食物的摄入，避免过量饮酒和吸烟，这些都可能有助于减少口臭的发生。

总的来说，虽然胃部疾病可能引起口臭，但这种情况相对较少。大多数口臭问题仍然与口腔卫生和口腔疾病有关。保持良好的口腔卫生习惯，定期进行口腔检查，以及及时治疗任何消化系统的问题，都是预防和治疗口臭的重要措施。

99 胃部疾病与情绪有关吗

胃部疾病与情绪之间确实存在密切的关系。长期的精神紧张、焦虑、抑郁等负面情绪可能会影响胃的功能，导致胃部疾病的发生或者加重。情绪对胃部疾病的影响主要是通过神经系统和内分泌系统实现的。当人处于紧张、焦虑、抑郁等情绪状态时，可能会导致神经系统或内分泌系统紊乱，从而影响胃的蠕动、胃酸分泌和胃黏膜的血液供应，进而可能导致胃部疾病的发生或者加重。此外，情绪还可能影响人的饮食习惯和生活方式，如过度饮酒、吸烟、暴饮暴食等，这些不良生活习惯也会加重胃部疾病症状。

保持良好的情绪状态对于预防或治疗胃部疾病非常重要。可以通过适当的运动、放松技巧、心理咨询等方式来缓解负面情绪。同时，保持良好的饮食习惯和生活习惯（如规律饮食、避免过度刺激的食物、减少烟酒等），也是减少胃部疾病发生或加重的重要措施。在临床实践中，对于复杂的胃部疾病，医生会分析其病因，积极寻找可能的原因，并在治疗胃部疾病的同时，给予精神心理治疗，以期达到更好的治疗效果。

100 为什么说良好的饮食习惯对胃部健康至关重要

良好的饮食习惯对胃部健康至关重要，原因如下。

（1）避免刺激：胃黏膜是胃部的保护层，食用辛辣、过冷、过热的食物会刺激胃黏膜，长期受到刺激可能导致胃黏膜损伤，引发炎症或溃疡。

（2）减少负担：定时、定量的饮食有助于胃液的规律分泌，避免因饥饿或过饱而对胃造成额外负担。暴饮暴食会迫使胃过度扩张，长期如此可能导致胃功能紊乱。

（3）预防胃酸过多：高脂肪、油炸食品和碳酸饮料等可促进胃酸分泌，长期过量摄入可能导致胃酸过多，引发胃痛、反酸等症状。

（4）保护胃黏膜：富含维生素 U 的食物（如卷心菜、甘蓝等）有助于保护和修复胃黏膜，预防溃疡。

（5）促进消化：膳食纤维丰富的食物（如全谷类、蔬菜、水果）有助于促进胃肠蠕动，改善消化功能，预防便秘。

（6）维持肠道菌群平衡：适量摄入富含益生菌和益生元的食物（如酸奶、发酵食品、富含可溶性纤维的食物）有助于维持肠道菌群的平衡，对胃部健康有益。

（7）预防幽门螺杆菌感染：注意饮食卫生，避免食用未经充分烹饪或可能被污染的食物，可以减少幽门螺杆菌感染的风险，这是一种与胃炎、胃溃疡等疾病相关的细菌。

（8）戒烟、限酒：吸烟和饮酒都会直接刺激胃黏膜，增加胃炎、溃疡的风险，戒烟、限酒对胃部健康非常重要。

（9）减轻压力：良好的饮食习惯有助于维持稳定的血糖水平和营养素供应，从而减少身体的压力反应，因为压力也是影响胃部健康的重要因素。

（10）预防肥胖和相关疾病：控制饮食，避免高热量、高脂肪的食物，有助于维持健康的体重，预防肥胖及其相关疾病，如胃食管反流病。

综上所述，良好的饮食习惯有助于维护胃黏膜的健康，促进消化，预防感染，减少胃部疾病的风险，并对整体健康有着积极的影响。